Kohlhammer

Störungsspezifische Psychotherapie

Herausgegeben von
Anil Batra und Alexandra Philipsen

Weitergeführt von
Anil Batra und Fritz Hohagen

Begründet von
Anil Batra und Gerhard Buchkremer

Eine Übersicht aller lieferbaren und im Buchhandel angekündigten Bände der Reihe finden Sie unter:

https://shop.kohlhammer.de/stoerungsspezifische-psychotherapie

Die Autoren

Dr. Klaus Wölfling ist psychologischer Leiter, Ambulanz für Spielsucht Mainz.

Prof. Dr. Manfred E. Beutel ist Direktor der Klinik für Psychosomatische Medizin der Universitätsmedizin Mainz und widmet sich der Behandlung von Verhaltenssüchten.

Isabel Bengesser ist Psychotherapeutin der Salus Klinik Friedrichsdorf und widmet sich der Behandlung von Verhaltenssüchten.

Dr. Kai W. Müller ist verantwortlich für Forschung und Diagnostik bei Verhaltenssüchten, Ambulanz für Spielsucht Mainz.

Klaus Wölfling
Manfred E. Beutel
Isabel Bengesser
Kai W. Müller

Computerspiel- und Internetsucht

Ein kognitiv-behaviorales Behandlungsmanual

2., erweiterte und überarbeitete Auflage

Verlag W. Kohlhammer

2., erweiterte und überarbeitete Auflage 2022

Gesamtherstellung: W. Kohlhammer GmbH, Stuttgart

Print:
ISBN 978-3-17-037162-0

E-Book-Formate:
pdf: ISBN 978-3-17-037163-7
epub: ISBN 978-3-17-037164-4

Geleitwort zur Buchreihe

Wer in die Vergangenheit blickt, stellt fest: Psychotherapie ist immer im Wandel.

Nach einer Phase der methodenspezifischen Diversifizierung spielen in der heutigen ambulanten und stationären Versorgung von Patientinnen und Patienten mit psychischen Erkrankungen störungsspezifische Behandlungsansätze eine zunehmende Rolle. In vielen Fällen sind diese verhaltenstherapeutisch geprägt und multimodal aufgebaut. Dabei werden nicht nur schulenübergreifend wirksame Behandlungskomponenten, sondern auch Erkenntnisse zu Basisvariablen der psychotherapeutischen Arbeit verwendet und integriert.

Die Reihe »Störungsspezifische Psychotherapie« hat die störungsspezifische Entwicklung bereits im Jahr 2004 aufgegriffen und bietet mittlerweile für über 20 Störungsbilder evidenzbasierte Manuale an. Klassische Themen wie die Therapie von Angst- oder Essstörungen, Suchterkrankungen oder Psychosen wurden um störungsspezifische Anleitungen für die Behandlung von Symptomen, Syndromen oder speziellen Fragestellungen (Tourettesyndrom, Adipositasbehandlung, Insomnie, stationäre Behandlungsbesonderheiten u.v.m.) ergänzt und durch einzelne Manuale zu Techniken und verwandten Methoden in der Psychotherapie (Achtsamkeitstraining, Hypnotherapie, Interpersonelle Therapie) erweitert.

Die Reihe »Störungsspezifische Psychotherapie« wurde 2004 begründet von Anil Batra und Gerhard Buchkremer, in der Folge weitergeführt von Anil Batra und Fritz Hohagen und mittlerweile herausgeben von Anil Batra und Alexandra Philippsen. Die Buchreihe wird fortlaufend erweitert und aktualisiert, wobei neue Techniken, alternative Vorgehensweisen und die aktuelle Studienlage berücksichtigt werden. Damit sollen die Bände psychotherapeutisch arbeitenden Ärztinnen und Ärzten, Psychologinnen und Psychologen in der praktischen Arbeit neben einer Einführung in die besondere Problematik verschiedener Erkrankungen auch konkrete Anleitungen, online abrufbare praxisnahe Tools sowie Techniken und Vorgehensweisen auch in therapeutisch herausfordernden Situationen zur Verfügung stellen.

Wir hoffen, Ihnen mit dieser Reihe hilfreiche Anregungen für die klinische Praxis geben zu können.

Anil Batra, Tübingen
Alexandra Philipsen, Bonn

Inhalt

B Praktische Umsetzung des Therapieprogramms

C Anhang

Übersicht der Zusatzmaterialien

Arbeitsblätter

Weitere Materialien

Den Weblink, unter dem die Zusatzmaterialien zum Download verfügbar sind, finden Sie unter ▶ Kap. Zusatzmaterial zum Download

A Theoretische Grundlagen des Therapieprogramms

Mit beeindruckender Geschwindigkeit ist das Internet fester Bestandteil in unser aller Leben geworden. War der Besitz eines eigenen Internetzugangs vor zwanzig Jahren noch eher die Ausnahme, so stellt sich der heutige Stand der Dinge längst umgekehrt dar. Nach Schätzungen betrug im Jahre 2008 die Zahl der aktiven Internetnutzer ca. 1.319 Millionen weltweit (EIAA Mediascope News and Population Stats), heute sind allein in Deutschland 66,6 Millionen Menschen im Internet aktiv (STATISTA 2021). Längst sind es auch nicht mehr nur jüngere Altersgruppen, die von den zahlreichen Möglichkeiten des Internet Gebrauch machen; das Internet ist mittlerweile in allen Altersklassen angekommen, auch wenn sich einzelne Nutzungsgewohnheiten generationenübergreifend teils anders darstellen.

Gerade unter den sog. »Digital Natives«, also jüngeren Menschen, die mit dem Internet als eine selbstverständliche Ressource aufgewachsen sind, ist es zu einer deutlichen Veränderung der Kommunikationsgewohnheiten und der Freizeitgestaltung gekommen (Feierabend et al. 2019). Es darf vermutet werden, dass auch das Freundschaftskonzept von jungen Menschen nicht mehr auf Face-to-Face-Kontakte beschränkt ist, sondern innerhalb von sozialen Netzwerken eine Vielzahl von Kontakten, potenziellen Freunden, erreicht wird und virtuelle Kontakte etabliert werden, auch ohne diesen Menschen jemals in der offline Welt begegnet zu sein. Darüber, inwieweit diese virtuellen Sozialkontakte ähnliche Qualitätsmerkmale aufweisen wie realweltliche Freundschaften, kann nach wie vor lediglich spekuliert werden, konkrete empirische Untersuchungen existieren kaum.

Neben kommunikationsbasierten Plattformen bietet das Internet natürlich etliche weitere Möglichkeiten. Ein wesentlicher Bereich betrifft das Thema Unterhaltung, beispielsweise in Form von internetbasierten Computerspielen. Wurden bis in die 1990er Jahre diese zumeist noch über Spielkonsolen oder als Single-Player-Games am PC konsumiert, eröffnet das Internet Spielenden die Gelegenheit, nicht länger allein gegen vom Computer generierte Gegner anzutreten, sondern über Server mit tausenden Gleichgesinnten in virtuellen Umwelten zu interagieren, zu kooperieren und zu wetteifern. Gegenwärtig geben knapp zwei Drittel der deutschen Jugendlichen an, täglich oder doch zumindest mehrmals pro Woche Computerspiele zu nutzen (Feierabend et al. 2020), was demonstriert, dass das Internet nicht nur den sozial-kommunikativen Bereich beeinflusst, sondern auch unsere Freizeitkultur entscheidend verändert (z. B. die frühen, jedoch nach wir vor aktuellen Überlegungen hierzu in Bergmann und Hüther 2006).

Es ist sicherlich unstrittig, dass das Internet eine ganze Menge von Vorteilen einbringt, angefangen bei Erleichterungen in der täglichen Lebensführung, etwa dadurch, dass der Zugang zu Informationen erheblich vereinfacht wird oder die Möglichkeit der orts- und zeitungebundenen Onlinekommunikation, die durchaus eine Vergrößerung des unmittelbar verfügbaren Sozialkontaktes mit allen verbundenen Vorteilen bedingen kann (Amichai-Hamburger und McKenna 2006). Auch die Nutzung von Computerspielen kann mit positiven Effekten einhergehen (z. B. Trepte et al. 2012). Sie kann auch überhaupt keine nennenswerten Auswirkungen zeigen. Es können aber auch deutlich nachteilige Folgen auftreten – und diese rücken gerade in der klinischen Psychologie seit Jahren immer stärker in den Blickpunkt. Bereits früh fanden sich Hinweise, dass eine intensive Internetnutzung zu einer Abnahme der intrafamiliären Kommunikation und einer Verkleinerung des sozialen Netzes führen kann und hiernach mit erhöhten Einsamkeitsgefühlen verbunden ist (Kraut et al. 2000). In einer Pionieruntersuchung von Kraut et al. (2002), welche unmittelbar nach der erstmaligen Verfügbarmachung des Internets durchgeführt wurde, führte gerade bei Menschen mit hoher Ausprägung des Persönlichkeitsmerkmals Introversion eine intensive Onlinekommunikation zu einer Abnahme des psychosozialen Wohlbefindens, wohingegen extrovertierte Nutzende über eine Steigerung des Wohlbefindens berichteten. Dieses sog. »The Rich get Richer Model« deutet darauf hin, dass der Interaktion zwischen personalen Merkmalen und Internetangeboten einige Bedeutung hinsichtlich zu erwartender Effekte beizumessen ist, was heutzutage auch in vielen Störungsmodellen zur Erklärung der Entstehung einer Internetsucht als Gedanke inhärent ist (z. B. im InPrIS Modell von Müller und Wölfling 2017). In jedem Fall bleibt festzuhalten, dass eine einseitige Betrachtung der Auswirkung einer Nutzung unzureichend ist und der Komplexität der zugrunde liegenden Zusammenhänge keinesfalls gerecht werden kann.

Was die klinische Relevanz der weiter zunehmenden Digitalisierung anbetrifft, so zeichnet sich nun schon seit vielen Jahren ein besorgniserregender Trend ab. Nicht nur im deutschen Versorgungssystem tauchen immer mehr Jugendliche und Erwachsene auf, die über eine ausufernde, suchtartige Nutzung von Computerspielen, zunehmend aber auch von anderen Internetanwendungen, wie etwa Online-Pornografie und sozialen Netzwerken klagen (Wessel et al. 2009; Beutel et al. 2011a; Müller et al. 2014b; Thorens et al. 2014). Internationale Prävalenzschätzungen weisen aus, dass zudem von einer hohen Dunkelziffer in der Allgemeinbevölkerung auszugehen ist. Viele Betroffene bzw. Symptomträger kommen aus verschiedenen Gründen also gar nicht im Hilfesystem an, obgleich ihr Nutzungsverhalten längst psychosoziale Probleme bedingt und sowohl mit einer hohen Funktionsbeeinträchtigung als auch psychopathologischen Symptomen einhergeht (z. B. Rumpf et al. 2013; Cheng und Li 2014; Müller et al. 2017b). Ergänzend zeigen Studien an klinischen Stichproben, dass unter Patientinnen und Patienten, die sich wegen anderer psychischer Störungen in Behandlung befinden, die Rate komorbider Internetnutzungsstörungen besonders hoch ausfällt (z. B. Müller et al. 2012; Floros et al. 2014; Kuss und Lopez-Fernandez 2014; Scherer et al. 2021). Zunehmend beschäftigt sich auch die Forschung mit diesem Thema aus verschiedenen Blickwinkeln. War die Forschungslage noch vor etwa zehn Jahren eher spärlich, so existieren mittlerweile solide Befunde zur Epidemiologie, Diagnostik, klinischen Merkmalen, Risikofaktoren und neurowissenschaftlichen Charakteristiken.

Das vorliegende Behandlungsmanual beschreibt sowohl die wissenschaftlichen Erkenntnisse als auch das in der Grüsser-Sinopoli Ambulanz für Spielsucht entwickelte Behandlungskonzept bei Internetnutzungsstörungen. Nach Vorstellung der theoretischen Grundlagen der Erkrankung wie

- Störungsmodell
- Epidemiologie
- Komorbidität
- Methoden der störungsspezifischen Diagnostik

werden eingehend störungsspezifische therapeutische Interventionen praxisnah und anwendungsbezogen beschrieben. Die einzelnen Interventionen sind als Behandlungsmodule konzipiert, welche je nach Bedarf und Problemlage der Patientinnen und Patienten individuell kombinierbar und anwendbar sind. Sie umfassen

- psychoedukative Elemente
- konkret veränderungsorientierte Behandlungsstrategien auf kognitiv-behavioraler Basis wie z. B.
  - das Führen von Wochenprotokollen
  - Erstellen von Mikroanalysen des Problemverhaltens
  - Aufbau von Emotions- und Problembewältigungsstrategien
  - Etablierung alternativer Freizeitaktivitäten
  - Übungen zum psychischen Wohlbefinden
  - Stärkung der Kompetenzerwartung und insbes. sozialer Kompetenzen
  - Expositionstrainings
  - Rückfallprophylaxe

Die vorgestellten therapeutischen Interventionen wurden in der Mainzer Ambulanz für Spielsucht im ambulanten einzel- und gruppentherapeutischen Setting erprobt und mittels einer multizentrischen klinischen Studie erfolgreich evaluiert (Wölfling et al. 2019). Sie sind jedoch nicht auf den o. g. Rahmen beschränkt, sondern können auch stationär oder in einer rein einzeltherapeutisch ausgerichteten Behandlung durchgeführt werden. Illustriert ist das Manual mit zahlreichen individuellen Fallbeispielen sowie Materialvorlagen für die Therapie.

Auf den folgenden Seiten wird nicht durchweg von Patientinnen und Patienten oder Klientinnen und Klienten gesprochen, sondern auch das generische Maskulinum genutzt. In diesem Fall sind stets sowohl weibliche als auch männliche und diverse Personen angesprochen. Ganz grundsätzlich ist allerdings festzuhalten, dass im klinischen Versorgungssystem nach wie vor Männer deutlich häufiger wegen Internetnutzungsstörungen Hilfe suchen als Frauen und dies, obwohl die Prävalenzraten in der Allgemeinbevölkerung zwischen beiden Geschlechtern annähernd gleich hoch ausfallen. Somit basiert ein großer Teil der verfügbaren klinischen Erfahrung auf der Diagnostik und Behandlung männlicher Patienten.

1 Diagnostik und klinisches Erscheinungsbild

1.1 Formen von Internetnutzungsstörungen

Der im Jahre 2021 von einer Task Force geprägte Begriff der Internetnutzungsstörungen, welcher synonym zum Begriff Internetsucht oder internetbezogene Störung verwendet wird, beschreibt kein einheitlich definiertes Phänomen, sondern umfasst verschiedene Erscheinungsformen der süchtigen Nutzung des Internets (Rumpf et al. 2016; Rumpf et al. 2021). Er stellt damit eine eher unscharfe Sammelbezeichnung dar und bezieht sich auf die suchtartige Nutzung von z. B. (Online-)Computerspielen, Onlinepornografie, sozialen Medien bzw. sozialen Netzwerken, Online-Einkaufsportalen etc.

Das Attraktions- und Suchtpotenzial scheint die spezifische Internetaktivität aus verschiedenen strukturellen sowie angebotsspezifischen Faktoren zu erreichen, jedoch ist die Forschung zu diesem wichtigen Thema unglücklicherweise noch nicht zu eindeutigen Antworten gelangt. Allein die ständige Verfügbarkeit und Ortsungebundenheit bei gleichzeitig geringem Nutzungsaufwand trägt zu einer zeitlich ausgedehnten Nutzung des Internets bei, was eine Grundvoraussetzung für einen späteren exzessiven oder gar der Entwicklung einer suchtartigen Nutzung darstellt. Darüber hinaus bietet das Internet eine unendliche Fülle an Informationen, Kontakt- und Spielmöglichkeiten, welche ein Versinken und sich Verlieren in die virtuelle Welt begünstigen. Es gibt stets noch etwas zu entdecken, noch etwas zu recherchieren, noch eine Aufgabe zu bewältigen, noch ein Video zu sehen etc. Die hohe Stimulationsfrequenz, die Angebotsvielfalt und -unendlichkeit bewirkt somit ein verdichtetes Zeiterleben bei gleichzeitig erweitertem Raumerleben. Die Zeit verfliegt, kaum dass man es mitbekommt. Per Internet kann man sich jederzeit weltweit mit anderen Menschen vernetzen, kommunizieren und in Spielen gegen- oder miteinander antreten. Die Interaktivität als neue Medienqualität hat damit völlig neue Unterhaltungsangebote und Kommunikationsmöglichkeiten entstehen lassen und vermittelt ein intensiv erlebtes Gefühl der Anwesenheit, Kontrolle und Einflussnahme im System. Dies alles geschieht bei gleichzeitig physischer Isolation und Anonymität der Nutzenden, sozusagen aus einem »sicheren sozialen Abstand« heraus. Nutzende müssen sich nicht zu erkennen geben oder können sich geschönt und idealisiert präsentieren. Kontakte können schnell eingegangen, aber bei Bedarf ebenso schnell wieder abgebrochen werden.

Die zeitlich versetzt verlaufende Kommunikation bietet einen verminderten Handlungsdruck. Es besteht damit im Gegensatz zum Face-to-Face-Kontakt eine maximale Kontrolle über die soziale Interaktion. Dies

- gibt Sicherheit
- mindert Ängste
- lässt Hemmungen sinken
- erleichtert das Ausprobieren neuer Rollen-, Verhaltens- und Kommunikationsmuster, ohne dass (weitreichende) Konsequenzen erwartet werden müssten

Gleichzeitig berichten viele (gefährdete) Nutzende über eine tief erlebte Intimität und Bindung mit virtuellen Interaktionspartnern: Aus dem sicheren Schutz der Anonymität heraus ergeben sich eine leichtere oder geschönte Selbstöffnung sowie ein weiter Raum an Projektionen und Idealisierungen die virtuellen Partner betreffend. Dieser sog. Online Social Perception Bias (Müller et al. 2013) stellt nur eine von zahlreichen kognitiven Verzerrungen dar, die in der störungsspezifischen Psychotherapie anzugehen sind.

Bei Onlinerollenspielen bilden sich zudem häufig über längere Zeit bestehende, stabile soziale Gefüge, welche sich über gemeinsam bewältigte Aufgaben und Erlebnisse stark verfestigen können und zu einem Gefühl enger Verbundenheit beitragen. Das Internet bietet schnelle, einfach zu erreichende Erfolgserlebnisse, Flow-Erleben und Gratifikationen wie soziale Anerkennung und Bindung (z. B. Brand et al. 2016). Dies alles führt zu einer (intermittierenden) positiven Verstärkung des Verhaltens. Nutzende werden angeregt, sich diese positiven Gefühle wieder und wieder zu holen, verlieren dabei Zug um Zug den Blick dafür, dass ebensolche Gefühle auch in anderen Kontexten vorhanden sind, wenn auch vielleicht mit mehr Aufwand und bisweilen höherem Risiko.

Bei vorausgegangenen unbefriedigenden Lebensbedingungen kann dies darüber hinaus das Bedürfnis hervorrufen, der realen Welt mit all ihren Sorgen und Schwierigkeiten durch das Eintauchen in die virtuelle Welt zu entfliehen. Kommen ungünstige Persönlichkeitsmerkmale sowie mangelnde Bewältigungsressourcen hinzu, kann dies zu einem ausgeprägten Eskapismus führen, bei dem die aktuellen, realen Probleme völlig ausgeblendet und aufgeschoben werden und Teufelskreise einsetzen, die die Betroffenen immer mehr in den Sog der virtuellen Welt ziehen.

1.1.1 Störung durch Computerspielen (Gaming Disorder)

Im Jahre 2020 ist Computerspielen längst eine breite, weitgehend alters- und schichtunabhängige Freizeitbeschäftigung geworden. Natürlich weisen Computerspiele, egal ob online oder offline, gerade für Jugendliche ein besonders hohes Attraktionspotenzial auf. Vor dem Hintergrund dieser ausgeprägten Beliebtheit ist wenig verwunderlich, dass mittlerweile immer mehr Spielgenres und -modelle entstehen. Wie bereits weiter oben angeführt, können Computerspiele ohne Zweifel positive Effekte haben; hierzu gibt es Studienergebnisse genug. Da sich dieses Buch jedoch mit dem klinischen Phänomen der suchtartigen Nutzung auseinandersetzt, sei es den Autoren nachgesehen, wenn wir uns vorwiegend auf die negativen Effekte berufen.

Im Zusammenhang mit einem Suchtverhalten weisen, wenn auch leider bislang noch zu wenige, Studienergebnisse darauf hin, dass es offensichtlich bestimmte

Spielmerkmale sind, die ein erhöhtes Bindungspotenzial erzeugen können und dass eben jene Merkmale in manchen Spielen stärker, in anderen wiederum weniger prominent ausgeprägt sind. So sind es nach wie vor insbesondere Onlinerollenspiele bzw. Massive Multiplayer Online Role-Playing Games (Massen-Mehrspieler-Onlinerollenspiel, MMORPGs) oder auch Multiplayer Online Battle Arena (Mehrspieler Kampfarenen Spiele; MOBA), die aufgrund ihrer spielimmanenten Faktoren deutlich häufiger mit Kernsymptomen einer Suchterkrankung, wie etwa Kontrollverlust, gedankliche Eingenommenheit und Toleranzentwicklung einhergehen, als bspw. Simulations- oder Sportspiele (z. B. Müller et al. 2014a; Stetina et al. 2011). Dieses spezielle Spielgenre, welches in dieser Form erst durch das Internet entstehen konnte, zeichnet sich dadurch aus, dass einzelne Spielende nicht länger gegen vom Computer generierte Gegner antreten, sondern sich mit anderen, realen Gegnern weltweit messen. In zumeist mystisch gestalteten und komplex angelegten Fantasiewelten besteht die Aufgabe darin, einen zuvor eigens kreierten virtuellen Spielcharakter (sog. »Avatar«), durch endlose Spielwelten zu steuern und verschiedene Herausforderungen (sog. »Quests«) zu meistern. Mit jeder bestandenen Aufgabe und jedem gelösten Rätsel erfährt der Avatar eine Stärkung der eigenen Fähigkeiten oder erhält zusätzliche Ausrüstungsgegenstände und Trophäen. Die Spiele sind häufig so angelegt, dass gerade zu Anfang die Aufgaben vergleichsweise schnell gelöst werden können. Rasch ergeben sich erste Erfolgserlebnisse. Im weiteren Spielverlauf verändert sich dieser Verstärkerplan jedoch: Die Aufgaben werden zusehends komplexer und kosten erheblich mehr Zeit. Zwar steigert sich die Stärke des Avatars im Vergleich zum Anfangsstadium, dennoch ist es ab einem gewissen Punkt nicht mehr möglich, die gestellten Herausforderungen allein zu bewältigen. Ab diesem Zeitpunkt kommen Spielende nur weiter, wenn sie sich einem größeren Verband (Gilde bzw. Clan), anschließen. In diesen Spielerverbänden agieren viele verschiedene Spielertypen mit ganz unterschiedlich befähigten Avataren. Oftmals bilden solche Gilden relativ stabile soziale Verbände, bleiben über längere Zeiträume in der annähernd gleichen Besetzung aktiv, sodass genügend Zeit zur Verfügung steht, um ein komplexes Sozialgefüge mit eigenen sozialen Normen zu entwickeln.

Psychophysiologische Untersuchungen zu MMORPGs zeigen, dass sich dieses Genre insofern von herkömmlichen Computerspielen unterscheidet, als der Erregungsfaktor (Arousal) bei den Spielenden im Vergleich zu anderen Spielgenres deutlich erhöht ist (Johnston et al. 1990). Gleichzeitig zeigen aktuelle Erhebungen, dass Patienten mit einem suchtartigen Computerspielverhalten in der Mehrzahl der Fälle MMORPGs nutzen (Beutel et al. 2011b). In einer von mittlerweile zahlreichen psychophysiologischen Untersuchung wiesen Thalemann et al. (2004) in einem EEG-Experiment nach, dass computerspielsüchtige Personen im Vergleich zu gesunden regelmäßigen Spielern bei der Wahrnehmung von computerspielbezogenen Reizen (Screenshots aus MMORPGs) eine vergleichsweise tiefe emotionale kortikale Verarbeitung zeigten. Dieses gefundene Muster legt den Schluss nahe, dass für computerspielsüchtige Personen das Spiel eine viel höhere (teilweise vorbewusste) emotionale Einfärbung erfährt und somit auch mit einer erhöhten (automatischen) Motivation einhergeht, das Spiel zu nutzen. Entsprechende Ergebnisse konnten bei alkoholabhängigen Probanden beim Anblick von alkoholischen Getränken nachgewiesen werden, sodass anzunehmen ist, dass ähnliche kortikale Verarbeitungsmuster bei Alkohol wie bei Computerspielsucht involviert sind (z. B. Wölfling et al. 2020).

Weitere Erhebungen deuten darauf hin, dass Computerspielsucht mit einem veränderten Zeiterleben einherzugehen scheint: Süchtige Spieler sind schlechter in der Lage, die Dauer ihrer Spielzeiten objektiv zu beurteilen bzw. neigen dazu, diese systematisch zu unterschätzen. Neben Onlinerollenspielen zeigen sich süchtige Entgleisungen der Nutzung insbesondere auch bei Online-Ego-Shootern sowie Strategie-Spielen.

Bei der Störung durch Computerspielen (Gaming Disorder) handelt es sich um die häufigste Form einer Internetnutzungsstörung. Hierüber ist es auch zu erklären, dass die WHO diese Form explizit als neue Abhängigkeitsdiagnose in das ICD-11 aufgenommen hat. Das folgende Fallbeispiel aus der Ambulanz für Spielsucht soll einen klinischen Eindruck zu dieser Störung vermitteln.

»Ich sitze eigentlich nur noch vor dem Rechner und spiele, oft auch buchstäblich rund um die Uhr und sogar darüber hinaus. Ich bin mittlerweile nicht nur lustlos, ich bin auch ziemlich ›lebenslos‹.« Mit diesem Eindruck stellt sich ein 26-jähriger Student der Biologie in einer auf Internetsucht spezialisierten Ambulanz vor. Der junge Mann wirkt äußerlich jünger, als man es bei seinem biologischen Lebensalter erwarten würde, er ist schlank, trägt legere Freizeitkleidung und zerschlissene Turnschuhe. Auf Fragen antwortet er prompt, jedoch fällt auf, dass seine klar und eloquent artikulierten Antworten mit eher monoton wirkender Stimme vorgebracht werden. Den Blickkontakt vermeidet er zwar nicht, jedoch wirkt er bisweilen in sich gekehrt und richtet den Blick sehr häufig auf den Boden zwischen seinen Füßen.

»Ich habe mich schon als Jugendlicher sehr für Computerspiele aller Art begeistert. Das war bestimmt schon ein Versäumnis meiner Eltern. Bei denen konnte ich eigentlich immer alles durchsetzen, auch dass ich schon mit elf oder so eine eigene Spielkonsole und bald darauf einen eigenen voll ausgestatteten Gamer-PC bekommen habe.« In der weiteren Ausführung schildert der Patient, dass er zwar schon als Jugendlicher zu Spielexzessen geneigt habe, dass er aber dennoch immer genügend Struktur erlebt habe, um nicht die Kontrolle über das Verhalten zu verlieren. Er habe immer Freunde gehabt, sei später auch Teil einer größeren Clique gewesen und habe mit großer Begeisterung in der Schulmannschaft Fußball, später auch Bogenschießen betrieben. Abgesehen von den schon damals durchweg hohen Spielzeiten von durchschnittlich etwa vier Stunden pro Tag sei die Jugend des Patienten unauffällig verlaufen. Erst im Alter von 17 Jahren, als die Computerspielzeiten zunehmend exzessiv wurden und sich der Patient aus anderen Lebensbereichen (Freundeskreis, Sport) allmählich zurückzuziehen begann, sei ein akuter Handlungsbedarf erwachsen. In der Schule sei es zusätzlich zu einem massiven Leistungsabfall gekommen, der Patient habe hohe Fehlzeiten im Unterricht aufgewiesen und hierdurch sei das Abitur akut in Gefahr gewesen, was einen massiven Konflikt mit den Eltern zur Folge gehabt habe. Nach Absprache mit der Schulleitung wurde sich darauf geeinigt, das Schuljahr zu wiederholen, um das Abitur doch noch zu absolvieren. Als Auflage wurde mit dem Patienten besprochen, sich wegen der exzessiven Computerspielnutzung in psychosoziale Beratung zu begeben. Unter dem Druck der Eltern, sowie des zuständigen Sozialarbeiters an der Schule habe der Patient eingewilligt, ein Erstgespräch zur Abklärung einer vermuteten Computerspielsucht wahrzunehmen. »Ich habs aber eigentlich nicht eingesehen. Meine Freunde haben ja auch immer alle gespielt, auf die Schule, mit Abi und so hatte ich damals einfach keine Lust. Ich bin da nur hin, um wieder meine Ruhe zu haben – das war, wenn ich mir das Heute angucke, wohl nicht so schlau.« Nach dem Erstgespräch wurde eine Empfehlung für die Teilnahme an einem ambulanten Beratungsprogramm wegen exzessiver Computerspielnutzung ausgesprochen, welches der Patient jedoch nach drei Sitzungen abgebrochen habe. Dennoch sei es ihm in der Folge unter der Mithilfe seiner Eltern gelungen, die Computerspielzeiten zumindest zu reduzieren und das Abitur zu absolvieren.

»Über die Zusage des Studienplatzes habe ich mich eigentlich gefreut und auch darauf, auszuziehen und was Eigenes zu machen, eben selbständig zu sein. Ein halbes Jahr hat das auch ganz gut geklappt – und dann kam mir das Computerspielen wieder in die Quere.« Nach Aufnahme des Erststudiums (Chemie) und dem Bezug einer eigenen Einzimmerwohnung in einer anderen Stadt, gelang es dem Patienten nicht, sich an die veränderten Lebensumstände anzupassen. Die Hochschulabläufe erschienen dem Patienten intransparent, Gefühle der Überforderung entstanden, vertiefte Kontakte zu Kommilitonen konnten nicht geknüpft werden und auch der zuvor gefasste Plan, sich passende Angebote aus dem Sportangebot der Universität herauszusuchen wurde nicht umgesetzt. »Mir war alles zu viel. Ich saß dann nach dem Uni-Tag in meiner Wohnung und wusste nichts mit mir anzufangen. Manchmal kamen mir auch einfach die Tränen, wenn ich auf meinem Bett saß – keine Ahnung warum, das war wohl alles zu viel Umbruch für mich oder so. [...] Am Anfang hatte ich meine Accounts für Online-Spiele ja alle deaktiviert, aber die lassen sich ja immer wieder herstellen und mein großer Fehler war, dass ich dann genau das gemacht habe.« In der Folge seien die täglichen Spielzeiten wieder rasch auf ein exzessives Maß angestiegen. Der Patient habe sich ausschließlich zwischen seiner Wohnung und dem Campus bewegt, die wenigen neugeknüpften Sozialkontakte habe er schleifen lassen und keine Anstalten mehr unternommen, im neuen Umfeld Fuß zu fassen. In der Universität besuchte er nur noch Seminare mit Anwesenheitspflicht, in der Annahme, den übrigen Stoff eigenständig zu Hause aufarbeiten zu können. Die Lehrbücher und Skripte hätten sich jedoch ungelesen in einer Ecke seines unfertig eingerichteten Apartments gestapelt. Nach dem Nichtbestehen einiger Klausuren entschloss sich der Patient, das Semester abzuschreiben und die Besuche an der Universität vorläufig ganz einzustellen. Seinen Eltern gegenüber gab er an, dass er gut vorankomme und alle Scheine des ersten Semesters erhalten habe. Finanziell wurde er von den Eltern durch monatliche Überweisungen versorgt und da er nicht viel Geld brauchte, genügte ihm dies, um über die Runden zu kommen. Das vorzeitig beendete Semester und die momentane Freiheit von allen Pflichten rechtfertigten für den Patienten das Computerspielen nun nochmals zu intensivieren. »Ich sagte mir, dass ich sowieso nichts anderes zu tun hätte und dann ebenso gut etwas machen könnte, das mir Spaß macht. Das

Problem ist, dass ich irgendwann gemerkt habe, dass das Spielen eigentlich nur noch selten Spaß macht – es war eher die Erinnerung daran, dass es mal schön war, die mich bei der Stange hielt – und Frust darüber, dass ich keinen Schritt weitergekommen war, meine Eltern belog und eigentlich nichts aus mir machte.« Im zweiten Semester brach der Patient das Studium ab und schrieb sich stattdessen für Biologie ein. In der Zeit bis zum Beginn des neuen Semesters veränderte sich nicht viel, die Spielzeiten beliefen sich zu diesem Zeitpunkt auf bis zu zwölf Stunden pro Tag. Er spielte bis tief in die Nacht hinein, schlief oft bis in die Nachmittagsstunden und verließ sein Apartment nur für Einkäufe. Zu Beginn des neuen Semesters gelang es dem Patienten, sich – auch nach einem klärenden Gespräch mit seinen Eltern über die veränderte Situation – wieder zu einer geregelten Tagesstruktur »zu zwingen«. Er besuchte alle Lehrveranstaltungen, verspürte Motivation für das Studium und hatte insgesamt das Gefühl, dass er nun besser angekommen war. »Mit den Kommilitonen lief es trotzdem nicht wirklich rund. Ich war zwar schon immer eher etwas zurückhaltend, aber nun habe ich mich regelrecht sozial eingerostet gefühlt. Das hat es nicht gerade leichter gemacht.« Einen Rückschlag in seinen Bemühungen erlebte der Patient, als er die Anmeldefrist für ein Praxisseminar versäumt hatte, wodurch er für einige weiterführende Seminare des Folgesemesters nicht zugelassen wurde. Als Reaktion hierauf wurden die zuvor reduzierten Computerspielzeiten erneut exzessiver und es erfolgte ein neuerlicher sozialer Rückzug. Der Entschluss, sich in der psychosozialen Beratungsstelle der Universität vorzustellen wurde gefasst, nachdem der Patient bemerkt hatte, dass er sich zunehmend weniger auf studienrelevante Inhalte konzentrieren konnte, Lernpausen immer mehr ausdehnte und mit längeren Spielrunden füllte sowie gedanklich nicht mehr vom Spiel abschalten konnte.

Unter Personen, die wegen des Suchtverhaltens psychotherapeutische Hilfe in Anspruch nehmen, ist die Störung durch Computerspielen die mit Abstand häufigste Form einer Internetnutzungsstörung. Von gibt es zu ihr auch die meisten Studien und klinischen Erfahrungswerte.

1.1.2 Suchtartige Nutzung von sozialen Medien und sozialen Netzwerken (Soziale Netzwerke Nutzungsstörung)

Großer Beliebtheit erfreuen sich neben den beschriebenen Computerspielen auch rein kommunikationsbezogene Internetanwendungen wie soziale Medien (Social Media) und soziale Netzwerke. Ähnlich wie Computerspiele erweitern auch diese die Bandbreite menschlichen Kommunikationsverhaltens erheblich. Gleichzeitig stellen sie eine Art virtuelle Visitenkarte dar, bieten Usern also die Möglichkeit, das eigene Leben und bisherige Erfahrungen in Profilen auf unterschiedlichste Art und Weise zu portraitieren bzw. zu akzentuieren oder auch zu optimieren. Darüber hinaus erlauben sie, unzählige freundschaftliche bzw. freundschaftsähnliche Bande mit anderen Usern zu knüpfen, die man im wirklichen Leben zuvor niemals zu

Gesicht bekommen haben muss. Die Hintergrundforschung zu dieser Form der Kommunikation legt nahe, dass gerade die Möglichkeit, aus »sicherer Distanz« und mit größtmöglicher Kontrolle mit anderen zu kommunizieren, für gefährdete Personen, beispielsweise ausgesprochen introvertierten Individuen oder solchen mit einer ausgeprägten sozialen Unsicherheit, eine gewisse Gefahr der Suchtentwicklung bedeutet (Suler 2004; Müller et al. 2016b).

Es lassen sich auch hinsichtlich der Wirkung sozialer Medien Parallelen zu Computerspielen finden. Psychophysiologische Laborstudien legen nahe, dass Nutzende während des Surfens auf sozialen Netzwerken ein erhöhtes psychophysiologisches Arousal erleben, ganz ähnlich wie es auch beim Spielen eines komplexen Computerspiels gefunden wurde (Mauri et al. 2011). Für manche Nutzende scheint sich somit ein immersives Flow-Erleben durch die Nutzung einzustellen, was einen begleitenden Belohnungseffekt darstellen mag.

Epidemiologische Studien in Deutschland verdeutlichen, dass gerade unter Jugendlichen die Prävalenz einer exzessiven oder auch problematischen Nutzung von Social Media hoch ausfällt (z. B. Müller et al. 2017b; Wartberg et al. 2020). Aber auch in Stichproben Erwachsener zeigt sich, dass eine suchtartige Social Media Nutzung verbreitet ist, und zwar vor allem unter Frauen (Rumpf et al. 2013; Scherer et al. 2021). Frauen mit Internetnutzungsstörungen stellen im Versorgungssystem nach wie vor die Ausnahme dar (z. B. Beutel et al. 2011b), obgleich epidemiologische Daten zeigen, dass Internetnutzungsstörungen unter Frauen nicht wesentlich seltener vorkommen als unter Männern. Eine Erklärung für dieses Missverhältnis lautet, dass im Gegensatz zu einer Störung durch Computerspielen, die suchtartige Social Media Nutzung leichter in Alltagsabläufe integriert werden kann. Betroffene Frauen wirken auf das soziale Umfeld somit weniger auffällig, scheinen weniger belastet und insgesamt funktionaler. Dadurch wirkt das soziale Netz seltener auf die Betroffene ein, sich wegen des außer Kontrolle geratenen Nutzungsverhaltens Hilfe zu suchen. Gleichzeitig zeigen erste Daten an klinischen Stichproben, dass in anderen Versorgungssystemen (z. B. Psychosomatiken mit einem Behandlungsschwerpunkt auf Depressionen oder Angststörungen oder Psychiatrien mit einem Schwerpunkt auf Persönlichkeitsstörungen), dass unter den behandelten Frauen das Risiko für eine komorbide Internetnutzungsstörung deutlich erhöht ist. Diese wird allerdings oft nicht exploriert oder von den Patientinnen selbst zur Sprache gebracht (Scherer et al. 2021).

1.1.3 Suchtartige Nutzung von Onlinepornografie (Pornografie-Nutzungsstörung, online)

Sexualität als grundlegender Bestandteil des menschlichen Lebens erfährt durch die Etablierung des Internets als Alltagsmedium und der damit einhergehenden leichten Zugänglichkeit zu sexuellen Inhalten eine neue virtuelle Dimension. Darüber hinaus entwickelt sich die Vielfalt pornografischen Materials im Internet kontinuierlich weiter. Schätzungen zufolge werden täglich 200 neue Pornografieseiten ins World Wide Web gestellt.

Die große Spannbreite an sexuellen Inhalten im Cyberspace reicht von eher niederschwelligen Angeboten wie Kontaktforen und erotischen Chatrooms, internetbasierten sexuellen Interaktionsmöglichkeiten, die video- oder audiounterstützt sind und zum Teil sogar mithilfe von Virtual-Reality-Techniken betrieben werden, Archivseiten mit nahezu unendlichen pornografischen Kategorien bis hin zu illegalen Webseiten.

Unter den meist männlichen Betroffenen, die sich im Suchthilfesystem vorstellen, fällt auf, dass die Konsummuster variieren (Müller und Wölfling 2017). Etwa die Hälfte der Betroffenen weist einen »passiven« Konsum auf, d. h. es wird keine direkte sexuelle Interaktion gesucht, sondern das Suchtverhalten bezieht sich ausschließlich auf den Konsum und oft auch das Sammeln pornografischer Bilder bzw. Videos. Bei etwa 25 % der Patienten steht ein »aktiver« Konsum im Vordergrund. Hier sind es vor allem erotische Chats (auch videobasierte Live-Chats) und damit die Interaktion, welche den Hauptinhalt des Verhaltens ausmacht. Bei wiederum etwa 25 % der Patienten liegt eine Mischung aus den vorgenannten Nutzungsformen vor. Darüber hinaus ist zumeist festzustellen, dass Patienten mit Onlinepornografiesucht oft geringere Bildschirmzeiten aufweisen als Patienten mit einer Computerspielstörung. Rein zeitlich betrachtet, nimmt die Nutzung also nicht zwangsläufig so viel Raum im Leben der Betroffenen ein. Die gedankliche Eingenommenheit hingegen fällt mindestens ebenso dominant aus wie bei anderen Formen internetsüchtigen Verhalten, übertrifft diese bisweilen sogar noch. Auffällig ist auch, dass die Patienten im Schnitt deutlich älter sind als bei Computerspielsucht, häufig berufstätig und eine Partnerschaft führen, also mitten im Leben stehen. Gerade die familiäre Einbindung ist häufig der ausschlaggebende Grund, sich in Behandlung zu begeben. In großer Übereinstimmung schildern die Patienten, dass sie den Konsum oft jahrelang vor dem Partner verheimlicht hätten, bis dieser eines Tages ans Licht gekommen sei, was meist zu einem Zerwürfnis zwischen den Partnern führt. Gerade der erlebte Vertrauensbruch ist in der Folge ein großes Thema in der Beziehung. Nicht nur die Betroffenen selbst, sondern auch deren Familien bzw. der Partner leiden also unter der Sucht. Misstrauen, Angst, Unverständnis und Wut, betrogen worden zu sein, sind die Folge. Die sexuelle Interaktion zwischen den Partnern wird auf eine harte Probe gestellt, häufig verliert einer der Partner oder beide das Interesse am gemeinsamen Sex. Emotionslosigkeit beim Sex seitens der Abhängigen und Ekel beim Partner vor dessen Fantasien sind häufige Gründe hierfür (Schneider 2003). Häufig berichten Patienten und deren Partner auch, dass sie ihr Sexualleben schon über einen längeren Zeitraum als nicht zufriedenstellend erleben. Nicht selten attribuiert der nicht abhängige Partner das Verhalten des anderen auf seine eigene sexuelle »Unfähigkeit« oder mangelnde Attraktivität, was Selbstwerteinbußen nach sich ziehen kann.

In ihrer Symptomatik zeichnet sich die Onlinepornografiesucht somit durch gravierende Auswirkungen auf die soziale Situation der Betroffenen aus. Der Patient leidet unter der Situation, insbesondere unter den immer größer werdenden Schamgefühlen, die auch eine depressive Verstimmung nach sich ziehen können. Wie bei stoffgebundenen Süchten ist auch die Toleranzentwicklung ein Symptom; der Betroffene muss immer mehr konsumieren, um denselben Kick zu erfahren, was häufig zu einer Eskalation des Verhaltens führt. Steigende Onlinezeiten bzw. immer häufigere Zugriffe auf sexuelles Material oder eine inhaltliche Steigerung des Konsums, hin zu immer extremeren Darstellungen sind oft Kennzeichen davon. Gerade bei Patienten, die sich in einer aktuellen Krise vorstellen, empfiehlt sich unbedingt die Abklärung von Suizidalität. Die Gefahr einer psychischen Dekompensierung sollte zudem immer im Blick behalten werden.

In der klinischen Praxis sollte die einzelfallorientierte Diagnostik noch durch eine ausführliche Sexualanamnese ergänzt werden. In jedem Fall ist differenzialdiagnostisch abzuklären, ob das Verhalten auf das Internet beschränkt ist oder sich die Sexualität auch im nicht virtuellen Raum im Rahmen von physischen Kontakten und direkter sexueller Interaktion vollzieht. In letzterem Fall wäre die Diagnose einer kompulsiven sexuellen Verhaltensstörung zu vergeben, nicht jedoch eine Internetnutzungsstörung.

In einer therapeutischen Intervention sollte immer der jeweilige Partner berücksichtigt werden. Ziel einer Behandlung sollte sein, Intimität wieder zulassen zu können, negative Gefühle nicht mehr mit dem Konsum sexueller Inhalte zu verdrängen, eine gesunde Beziehung zu sich selbst aufzubauen und ein gesundes Sexualverhalten zu erlernen. Indiziert ist eine ambulante oder auch stationäre Ätiologie orientierte Therapie, die Elemente aus Einzel- und Gruppentherapie, systemischer oder Familientherapie enthält und pharmakologisch, z. B. durch Antidepressiva, unterstützt werden kann. Zudem existieren Selbsthilfegruppen für Betroffene (»Anonyme Sexaholiker«, www.anonyme-sexsuechtige.de) und Angehörige (S-Anon, www.sanon.org).

Zum Abschluss dieser zunehmend häufiger werdenden Form internetsüchtigen Verhaltens möchten wir folgende Kasuistik eines unserer ausschließlich männlichen Patienten vorstellen.

Ein 41-jähriger leitender Angestellter aus der Immobilienbranche stellt sich in der Spezialsprechstunde einer psychosozialen Beratungsstelle vor. Anlass für die Konsultation ist ein heftiger Streit mit seiner Partnerin, der sich vor wenigen Tagen ereignet und zu einer vorübergehenden Trennung geführt hat. Der Patient hat seitdem ein Hotelzimmer bezogen und »lebe aus dem Koffer«. Der Patient, welcher im Erstgespräch einen flachen Affekt zeigt, tendenziell verlangsamt artikuliert und gestikuliert und in der Stimme wenig Schwingung erkennen lässt, berichtet, dass es zu der Auseinandersetzung gekommen sei, nachdem er von einer mehrtägigen Geschäftsreise zurück nach Hause gekommen sei. In seiner Abwesenheit habe seine Partnerin seinen Laptop benutzt, da ihr eigener defekt gewesen sei. Im Browserverlauf seien der Partnerin ungewöhnliche Webseiten aufgefallen, die allesamt zu Archivseiten mit pornografischem Material verwiesen. Die Partnerin habe daraufhin gezielt auf dem Laptop des Patienten Ordner nach entsprechenden Inhalten durchsucht und sei auf ein immenses Archiv pornografischer Dateien, sowohl Bild- als auch Videomaterial mit unterschiedlichsten pornografischen Inhalten gestoßen. Nach seiner Rückkehr habe der Patient sofort bemerkt, dass etwas nicht stimme. Die Partnerin habe ihn schließlich mit ihrem Fund konfrontiert, worauf er zunächst mit Ausflüchten (»Erstmal habe ich behauptet, dass das nicht von mir stammen kann, dass das nur von einem Trojaner, Virus oder so verursacht worden sein kann«), schließlich mit zunehmender Gereiztheit reagiert (»Ich habe mich in die Ecke gedrängt gefühlt, war panisch und bin dann immer wütender geworden«). Bevor der Streit vollends eskaliert sei, habe er die gemeinsame Wohnung fluchtartig verlassen und habe die folgenden Nächte in seinem Auto verbracht. In der Zwischenzeit hätten mehrere Treffen zwischen dem Patienten und der Partnerin stattgefunden, die zwar nicht weiter eskaliert seien, jedoch ebenso wenig zu einer zufriedenstellenden Klärung beigetragen hätten.

Der Patient berichtet als Reaktion auf den Zwischenfall vor allem von ausgeprägten Schuld- und Schamgefühlen. Diese gründeten sich einerseits darauf, dass er über Jahre seine Partnerin nach eigener Einschätzung »irgendwie betrogen« habe, andererseits darauf, dass der Älteste seiner beiden Söhne (zehn und sechs Jahre alt) die Auseinandersetzung der Eltern mitbekommen habe und nun den Kontakt zu ihm verweigere.

In den Tagen danach habe der Patient sehr viel Zeit gehabt, über seine Situation, die Gründe für die Eskalation sowie sein Internetnutzungsverhalten der vergangenen Jahre zu grübeln. Um den Verlauf der Nutzung von onlinepornografischem Material für sich nachvollziehbar zu machen, hat der Patient in diesen Tagen eine Chronologie der Nutzung verschriftlicht, welche er im Erstgespräch dabei hat. Er gibt an, dass er sich schon als Junge früh für derartige Erzeugnisse interessiert habe und wohl im Alter von etwa 12 oder 13 Jahren »geheime Streifzüge« zu den Müllcontainern des Wohnblocks, in welchem er mit seinen Eltern lebte, unternommen habe, da er in einem von ihnen per Zufall sein erstes Pornoheft gefunden habe. Es sei für ihn immer eine lustvolle Vorspannung gewesen, wenn er sich in den Abendstunden zu den Containern geschlichen habe, und die zwar seltenen, aber doch regelmäßigen Funde von Magazinen hätten ihn damals regelrecht »elektrisiert« und seien stets von exzessivem Masturbieren begleitet gewesen.

In den Jahren nach der Pubertät sei dieses Verhalten weniger zentral gewesen. Der Patient habe sich vielmehr auf einen guten Schulabschluss konzentriert und als er im Alter von 19 Jahren seine erste Beziehung und – damit verbunden – die erste sexuelle Erfahrung im zwischenmenschlichen Bereich gemacht habe, sei das Verlangen nach zusätzlicher sexueller Stimulation und Masturbation schließlich ganz in den Hintergrund getreten.

Erst nach der Trennung von der damaligen Freundin und der Aufnahme seines Studiums (Betriebswirtschaftslehre und Politikwissenschaften mit Magisterabschluss) im Alter von 21 Jahren habe er »seine vergessene Welt der Pornomagazine« wiederentdeckt. Bald darauf habe der Patient entdeckt, dass es mit dem Aufkommen des Internets nun für ihn möglich war, auf große Mengen sexuellen Materials zuzugreifen, ohne sich dafür in bestimmte Geschäfte oder entlegene Tankstellen begeben zu müssen und den Kauf direkt zu tätigen – eine Situation, die er schon immer als peinlich erlebt habe. So habe er im jungen Erwachsenenalter ganze Tage und Nächte auf der Suche nach immer neuen pornografischen Darstellungen verbracht und dabei zunächst die gleiche aufgeregte Spannung erlebt wie in seiner Jugendzeit. Es sei für ihn schon damals schwierig gewesen, den Konsum bewusst zu unterbrechen bzw. den Punkt zu finden, an dem er das Gefühl habe, »nun sei es auch genug«. Es sei gerade die Fülle des plötzlich zur Verfügung stehenden Materials gewesen sowie die Neugier, auf anderen Seiten gänzlich unentdecktes Material aufzustöbern, das ihn »regelrecht getrieben« habe. Rückblickend erinnert sich der Patient, dass er sich nach derartigen Marathonsitzungen im Internet völlig ausgelaugt und übernächtigt gefühlt habe. In Zeiten, die für ihn im Studium besonders beanspruchend waren, sei das Verlangen, sich in die virtuelle Welt des Sex zurückzuziehen, »zu verkriechen«, wie es der Patient nennt, besonders übermächtig gewesen. Er habe es dennoch durch »eiserne Disziplin« geschafft, sich auf die wichtigsten Prüfungen soweit vorzubereiten, dass es meistens »gerade so gereicht« habe.

Gegen Ende des Studiums habe er seine aktuelle Lebensgefährtin kennengelernt. Es sei damals »Liebe auf den ersten Blick« gewesen und ähnlich wie vor Jahren sei das Verlangen nach Onlinepornografie schlagartig verschwunden; zumindest in den ersten Jahren der Beziehung. Es gebe dem Patienten trotz intensiver Beschäftigung mit den möglichen Gründen Rätsel auf, wie es zu einer Rückkehr in alte Verhaltensmuster habe kommen können. In sexueller Hinsicht habe er keinen Grund zur Beschwerde gehabt, das Sexleben mit seiner Partnerin sei stets erfüllend gewesen und daran habe auch die Geburt der Kinder sowie die damit verbundene familiäre und auch berufliche Mehrbelastung nichts verändert. Er habe somit nie das Gefühl gehabt, dass sexuelle Bedürfnisse unbefriedigt geblieben wären oder er Wünsche nicht habe äußern können. Dennoch habe er vor etwa drei Jahren wieder begonnen, auf Internetseiten mit sexuellen Inhalten zuzugreifen und Material, das er als besonders ansprechend erlebt habe, zunächst auf einer separaten, externen Festplatte zu archivieren. Die Zugriffe seien zunächst nur dann erfolgt, wenn seine Partnerin nicht zu Hause gewesen sei, später sei es auch am Arbeitsplatz immer häufiger vorgekommen, dass er »zwischendurch und in unbeobachteten Momenten« Onlinepornografie konsumiert habe. Es sei dann auch vorgekommen, dass er nach Feierabend noch allein im Büro geblieben sei. Seiner Partnerin habe er dies mit einem höheren Arbeitsaufkommen erklärt. Gemeinsame Familienunternehmungen in der Freizeit habe er immer häufiger – unter Vorschub der gleichen Erklärungen – vermieden, um zu Hause an seinem Laptop ungestört auf Pornoseiten surfen zu können und dabei zu masturbieren. Er habe immer wahlloser nach immer neuen Onlinearchiven gefahndet und immer mehr Material als Download abgespeichert. Da er sich zudem auf immer mehr kostenpflichtigen Seiten angemeldet habe, habe er ein separates Konto eröffnet, von dem seine Frau bis heute keine Kenntnis besitze und die Transaktionen von dort geregelt. Nach einer ersten Schätzung habe er monatlich etwa 300 Euro für diese abonnierten Bezahlseiten ausgegeben, ein Betrag, der mit der aktuellen Familiensituation und dem Hauskauf vor vier Jahren eigentlich nicht wirklich gut vereinbar sei.

Der Patient habe schließlich immer häufiger eine unspezifische innere Unruhe verspürt, die oftmals so drängend geworden sei, dass er ihr mit dem Aufruf von Onlinesexseiten begegnet sei, wodurch er nach eigener Einschätzung Entspannung in der »kleinen privaten Parallelwelt« gefunden habe. Insbesondere in den späten Abendstunden habe der Patient im Bett keinen Schlaf gefunden. Regelmäßig hätte es sich dann ergeben, dass er nachts wieder aufgestanden sei, um sich heimlich in sein Arbeitszimmer zurückzuziehen und dort auf Pornoseiten zu surfen.

1.1.4 Onlinekaufsucht (Shoppingstörung, vorwiegend online)

Ein weiteres Phänomen, das durch die Entstehung zahlreicher Onlineshops und vor allem Onlineauktionshäuser vorangetrieben wird, ist die Onlinekaufsucht. Sie stellt eine Form der Konsumsucht dar, mit Prävalenzraten zwischen 1 und 8 % (Neuner et al. 2005), meist als Antwort auf negative Ereignisse. Konsumsucht oder Kaufsucht ist gekennzeichnet von

- Toleranzbildung,
- Entzugssymptomen und
- (Selbst-)Kontrollverlust, welcher charakteristischerweise in exzessiven Shoppingeskapaden endet (LaRose 2001).

Die leichte Zugänglichkeit und nahezu andauernde Verfügbarkeit des Mediums Internet erleichtert die Ausbildung entsprechend süchtigen Verhaltens im Internet, da das belohnende Verhalten nur einen Klick entfernt ist.

Neben der »herkömmlichen« Kaufsucht im Internet ist das Phänomen des sog. »pathologischen Onlineauktionsverhaltens« anzutreffen, das Elemente der Konsum-, Internet- und Spielsucht vereint (Peters und Bodkin 2007). Zusätzlich zum bloßen Konsumverhalten ist hier vor allem die Dynamik des Bietens ein suchtfördernder Faktor. Es geht nicht um das gekaufte Gut an sich, das als wesentlicher Faktor bei der Ausbildung einer Kaufsucht im Sinne einer kompensatorischen Verhaltens- oder Bewältigungsstrategie angesehen wird. Überbieten oder überboten werden und am Ende der »Gewinner« oder »Verlierer« zu sein ist stark mit pathologischem Glücksspielverhalten assoziiert. Zudem bedienen Onlineauktionshäuser sowohl materielle als auch psychische Bedürfnisse, indem der Nutzer die Chance hat, Waren für einen vergleichsweise niedrigen Preis erstehen zu können (auch wenn er diese unter Umständen ansonsten nicht gekauft hätte). Das geht mit einer direkten positiven Wahrnehmung der Nutzung von Onlineauktionen einher (Serenko et al. 2009).

Die Gruppe der pathologischen Nutzer zeigte ebenfalls die gängigen Anzeichen einer Verhaltenssucht, wie z. B. Fortführen des Verhaltens trotz negativer Auswirkungen in privaten, sozialen, beruflichen und finanziellen Bereichen, Entzugssymptome, Toleranzaufbau (immer längere Onlinezeiten) sowie Kontrollverlust (Kauf- bzw. Bietexzesse; z. B. Trotzke et al. 2020). Eine Aufnahme als eigenes Störungsbild in das ICD wurde aufgrund der steigenden Evidenz der klinischen Bedeutsamkeit dieses Störungsbildes verschiedentlich gefordert (z. B. Müller et al. 2019a). Im ICD-11 besteht nun, ähnlich wie für andere Verhaltenssüchte, egal ob internetbasiert oder nicht, zumindest die Möglichkeit, diese Erkrankung indirekt über die Kategorie der »anderen suchtartigen Verhaltensweisen« zu verschlüsseln.

1.1.5 Undifferenzierte Internetnutzungsstörungen

Lange Zeit als sog. »generalisiert Internetsucht« bezeichnet, stellt die undifferenzierte Form eine außergewöhnliche und im Vergleich eher seltenere Form von suchtartiger Nutzung des Internets dar. Diese Form ist klinisch-phänomenologisch bislang noch nicht genau umgrenzt und wird im englischsprachigen Raum auch als »Compulsive Surfing« (»zwanghaftes Surfen«) beschrieben (Young 1998). Unter dem Begriff wird unkontrolliertes Surfen im Internet auf verschiedenen Plattformen verstanden, die weit über ein (auch subjektiv empfundenes) sinnvolles Nutzen der jeweiligen Angebote hinausgeht. Typischerweise werden Webapplikationen, wie Nachrichtenportale, Videoplattformen, Onlinelexika oder Suchmaschinen von betroffenen Personen über viele Stunden des Tages hinweg durchgängig genutzt, wobei dem Verhalten kein klares Ziel zugrunde liegt. Bei dieser nicht-zielgerichteten Suche nach Informationen, abwechslungsreichen visuellen Inputs oder unterhaltender Stimulation werden Nutzungszeiten aufsummiert, die im Extremfall einen geregelten Tagesablauf nicht mehr ermöglichen. Ein typisches zugrunde liegendes Motiv Betroffener ist es, jede Information, die aufgenommen wird, »tiefergehend« zu hinterfragen bzw. mit mehr Information zu hinterlegen. Dies kann Betroffenen eine Art Endlosigkeit der sofort verfügbaren Informationsfülle suggerieren, die in dem Drang immer mehr Information in immer kürzeren Zeitabständen »zu konsumieren« gipfeln kann. Eine suchtartige Entwicklung bei Betroffenen vorausgesetzt, nimmt das Ausmaß der Informationsbeschaffung stetig zu – wohingegen die objektive Sinnhaftigkeit der konsumierten Inhalte für den Betroffenen stetig abnimmt. Suchtartige »Informationssucher« können im Stadium einer exzessiven Nutzung kaum noch zwischen für sie relevanten Tätigkeiten im Internet (z. B. der Informationsrecherche für eine Arbeit in Ausbildung oder Studium) und nicht relevantem Surfen unterscheiden. Die Betroffenen entwickeln den Drang, ständig verfügbare Informationen auch zu jedem Zeitpunkt ihres Lebens abrufen zu müssen.

Die folgende Kasuistik aus der Ambulanz für Spielsucht soll diesen Subtyp veranschaulichen.

Im Rahmen der Beantragung einer ambulanten Rehabilitation stellt sich ein 47-jähriger Mann vor. Anlass des Rehabilitationsersuchens sind seit etwa vier Jahren anhaltende exzessive Onlinezeiten von durchschnittlich acht Stunden pro Tag. Der geschiedene Patient und Vater von drei Kindern berichtet von mehreren gescheiterten Versuchen, den lange Zeit als ich-synton und unproblematisch erlebten Konsum einzuschränken (»Ich bin eben ein neugieriger Mensch, war ich immer schon. Das ist doch eigentlich etwas Gutes!«). Als assoziierte Problemlagen benennt der Patient einen inzwischen merklich reduzierten Kontakt zu seinen Kindern im Rahmen der nach der Scheidung vereinbarten Besuchszeiten, ein seiner Einschätzung nach vollständiger Interessenverlust, fortschreitende soziale Isolation, Schlafstörungen und eine inzwischen desolate Perspektive im beruflichen Bereich. Der Patient berichtet, als Controller in einem Verlag zu arbeiten und bis vor einigen Jahren ein sehr engagierter Mitarbeiter gewesen zu sein, der regelmäßig befördert wurde und schnell eine Führungsposition erreichte. Seit etwa zwei Jahren fühle er sich jedoch zunehmend unkonzentriert, weniger belastbar als früher und kaum noch motiviert, Aufgaben zu übernehmen, die nicht unmittelbar innerhalb seiner Zuständigkeit liegen. Auch die Tatsache, dass zuletzt ein Kollege befördert wurde setze ihm zu, da er sich übergangen fühle und die Wertschätzung für seine bisherigen Leistungen in der Firma vermisse.

Hinsichtlich der Internetnutzung gibt der Patient an, unterschiedlichsten Onlineaktivitäten extrem viel Zeit zu widmen. Er habe mehrere aktive Accounts bei verschiedenen sozialen Netzwerken und Kommunikationsplattformen, auf denen er regelmäßig Einträge zu unterschiedlichen Themenfeldern, hauptsächlich tagesaktuelle Nachrichten, Fotografie und Wirtschafsthemen poste. Er habe auf seinen wichtigsten Plattformen zahlreiche Abonnenten und erachte es als Erfolgserlebnis, wenn er auf seine Posts und Blogeinträge positive Resonanz seitens der Community erhalte. Er habe sogar schon beim ziellosen Surfen zufällig Zitate, die seinen Blocks und Kommentaren entnommen waren auf anderen Internetseiten entdeckt und dies als große persönliche Bestätigung für seinen Anklang in der Community aufgefasst. Die Bewegungen von Besuchern auf seinen Profilseiten beobachte er sehr genau und es sei ihm ein Anliegen, Merkmale von Beiträgen und anderen Posts zu identifizieren, die eine besonders große Resonanz zur Folge hätten. Er mache sich inzwischen über jedes einzelne Wort seiner Beiträge Gedanken, wäge Formulierungen immer und immer wieder ab und stelle manchmal richtiggehende Hypothesen auf, wie die Community wohl reagieren würde.

Daneben sei er selbst ebenfalls Abonnent von zahlreichen anderen Personen, die aktiv Beiträge verfassen und in der Community veröffentlichen. Er erhalte automatisch Benachrichtigungen über sein Mobiltelefon, wenn auf einer der abonnierten Seiten neuer Inhalt veröffentlicht werde und könne dann stets der Versuchung nicht wiederstehen, die neuen Beiträge direkt aufzurufen, aufmerksam durchzulesen und gegebenenfalls unmittelbar mit einem eigenen Beitrag darauf Bezug zu nehmen.

Als weiteren problematisch erlebten Punkt ergänzt der Patient, dass er darüber hinaus im Internet zu vielerlei Themen recherchiere. Er komme dabei in der Regel »vom Stöckchen aufs Hölzchen«, lese sich zunächst einen konkreten Beitrag oder eine tagesaktuelle Nachricht durch, entdecke dann ein Schlagwort, das ihn interessiere, recherchiere zu diesem Schlagwort weiter, wo er auf weitere Aspekte desselben Themas stoße und so setze sich diese »Odyssee durch den virtuellen Weltraum« fort, ohne dass der Patient merke, wie um ihn herum die Stunden vergehen.

Neben der Zeit, die der Patient mit dem Konsum von Internetinhalten verbringt und die ihn nicht nur von der Erfüllung alltäglicher Pflichten abhalte, sondern auch zuvor als angenehm empfundene Lebensbereiche verdrängt habe (z. B. regelmäßige Treffen mit seinem Freundeskreis, Unternehmungen mit seinen Kindern), leide der Patient insbesondere auch darunter, dass er es nicht schaffe, sich gedanklich von der virtuellen Welt zu lösen. Er fühle sich die meiste Zeit über fahrig und rastlos, schaffe es kaum noch, sich auf arbeitsbezogene Angelegenheiten zu konzentrieren und sehne sich danach, sich so schnell wie möglich wieder in die virtuelle Weite zurückziehen zu können.

Als Therapieziele im Rahmen der ambulanten Rehabilitation benennt der Patient, in sein altes Leben vor der wahllosen und exzessiven Internetnutzung zurückfinden zu wollen. Insbesondere sozial wieder aktiv zu sein, sei ihm ein Anliegen. Insgesamt wolle er sein Leben auch wieder »balancierter« gestalten, insbesondere wolle er wieder Energie für alternative Freizeitinteressen aufbringen können sowie die alte Freude an diesen Aktivitäten zurückgewinnen. Hinsichtlich der Internetnutzung zeigt sich der Patient zunächst ratlos. Vor dem Hintergrund des bei ihm zu verzeichnenden sehr diffusen Nutzungsmusters stelle sich ihm die Frage, inwieweit es heutzutage überhaupt möglich sei, auf das Internet verzichten zu können?

1.1.6 Onlineglücksspielsucht

Formal gesehen stellt die suchtartige Nutzung von den im Internet mittlerweile vielfältig verfügbaren Glücksspielangeboten keine Form einer Internetnutzungsstörung dar, sondern ist laut DSM-5 und ICD-11 der Störung durch Glücksspielen (vormals Pathologisches Spielen) zu zurechnen. Aufgrund der sich rasant entwickelnden und ausdifferenzierenden internetbasierten Glücksspielformen soll dennoch kurz auf dieses Phänomen eingegangen werden.

Kasuistiken aus der Ambulanz für Spielsucht zeigen, dass in den vergangenen Jahren insbesondere die Nutzung von Online-Casinos mit einer steigenden Zahl Betroffener einhergeht und von einer drastischen Beschleunigung der Krankheitsgenese und der auftretenden negativen Konsequenzen, hier insbesondere eine rapide Überschuldung, begleitet ist.

Als Beispiel sei ein 21-jähriger Auszubildender zum Einzelhandelskaufmann genannt, der sich zunächst einen Account bei einem Onlinepokerdienst anlegte und dort zunächst über ein halbes Jahr ausschließlich um Spielgeld spielte. Aufgrund von Werbemails und Foreneinträgen, in denen andere User überwältigend positive Erfahrungen und hohe Geldgewinne auf anderen Pokerseiten mit Echtgeldeinsätzen schilderten, wechselte der Patient auf eine internationale Seite und fing an, regelmäßig kleinere und mittlere Echtgeldbeträge auf sein Onlinepokerkonto zu transferieren und diese einzusetzen. Nachdem der Patient einen zunehmenden Kontrollverlust festgestellt hatte und sein soziales Umfeld erfolgreich intervenierte, gelang es ihm, seinen Account zu löschen und eine Spielsperre zu erwirken. Nach einer kurzzeitigen spielfreien Latenz wurde der Patient auf Online-Casinos aufmerksam und stellte fest, dass er sich hier trotz der erfolgten Sperre einen neuen Account einrichten konnte. Nach einer intensiven »Übungsphase«, als die der Patient die Zeit bezeichnete, die er im hier erneut Spielgeldmodus verbracht hatte, sei er davon ausgegangen, sich nun für das Spiel um Echtgeld qualifiziert zu haben. In diesem Zusammenhang ist also von einer gesteigerten bis verzerrten Kompetenzerwartung hinsichtlich der Spielfähigkeit auszugehen. Tatsächlich ergaben sich schnell im Echtgeldmodus erste kleinere Erfolgserlebnisse, die diesen Eindruck zu bestätigen schienen. Dies führte dazu, dass der Patient bald zu virtuellen Automaten mit höheren Einsatzmöglichkeiten wechselte. Zunehmend wurden die Gewinne seltener. Um die erlittenen Verluste wieder auszugleichen, fing der Patient an, Geldbeträge zu überweisen, die seine »finanzielle Schmerzgrenze« schon überstiegen. Bei jedem weiteren Verlust erwuchs das Gefühl, jedes Mal nur knapp vor der großen Gewinnausschüttung gescheitert zu sein und »einfach Pech« gehabt zu haben. Längst reichten seine finanziellen Mittel nicht mehr aus, um die Einsätze abzudecken, die für den Ausgleich der bisher erlittenen Verluste notwendig gewesen wären. Dies führte dazu, dass er von der ihm anvertrauten Firmenkreditkarte Gelder abzuzweigen begann. Da die Buchhaltung in dem kleinen Betrieb in seinem Verantwortungsbereich lag, war es dem Patienten möglich, diese finanziellen Transaktionen eine Weile geheim zu halten, bis schließlich durch einen Zufall alles aufflog und die Geschäftsführung von den Unterschlagungen Kenntnis erlangte. Zu diesem Zeitpunkt hatte der Patient bereits mehr als 25.000 Euro verspielt, und das innerhalb eines halben Jahres, nachdem er sich für die Echtgeldseite angemeldet hatte.

Neben dem im klinischen Versorgungssystem seit einigen Jahren zu verzeichnenden steigenden Zahlen Betroffener, die Online-Casinos suchtartig nutzen, zeichnet sich zunehmend die Entwicklung sog. Konvergenzeffekte ab, also einer Verschmelzung verschiedener Internetangebote. Hinsichtlich internetbasierter Glücksspiele lässt sich z. B. feststellen, dass mittlerweile innerhalb von sozialen Netzwerken die direkte Teilnahme an Glücksspielen oder glücksspielnahen Anwendungen möglich und unter einem Teil der User verbreitet ist. Auch viele internetbasierte Computerspiele beinhalten mittlerweile immer häufiger Glücksspielelemente oder sog. Monetarisierungsstrategien (z. B. Lootboxen). Hier wird Spielenden entweder direkt ermöglicht, innerhalb des Computerspiels an Glücksspielen teilzunehmen und hierüber Spielpunkte hinzuzugewinnen oder, vermittelt über Tauschbörsen, relevante Spielgegenstände in komplizierten und oftmals intransparenten Transaktionen zu veräußern bzw. zu erstehen (sog. Digital Item Selling). Erste Studienergebnisse zeigen, dass die Nutzung von Computerspielen mit den vorgenannten Monetarisierungsstrategien mit erhöhten Raten eines Kontrollverlusts einhergeht (Dreier et al. 2017; King et al. 2016). Darüber hinaus mehren sich in vielen Beratungsstellen und klinischen Einrichtungen wie der Ambulanz für Spielsucht Fälle von Betroffenen, die über die Nutzung derartiger Computerspiele in vergleichbare finanzielle Nöte bis hin zu einer Überschuldung geraten sind, wie Betroffene, die unter einer Störung durch Glücksspielen leiden. In jedem Fall empfehlen wir, auch bei Patientinnen und Patienten, die sich wegen einer Störung durch Computerspielen in Behandlung begeben, etwaige negative finanzielle Konsequenzen zu explorieren. Insbesondere unter den aktuell noch immer wenigen sich vorstellenden weiblichen Betroffenen, spielen finanzielle Belange oftmals eine Rolle (Müller et al. 2019d).

1.2 Diagnostische Kriterien der Störung durch Computerspielen und anderer Internetnutzungsstörungen

Als Zusatzmaterial vorhandene Arbeitsmaterialien

- Explorationsleitfaden zum Strukturierten klinischen Interview Internetnutzungsstörungen (AICA-SKI:INS)

Lange Zeit erschwerten unterschiedliche Definitionen und, damit verbunden, unterschiedliche diagnostische Vorgehensweisen Fortschritte in Forschung und Behandlung. Zurückzuführen war dies auf das Fehlen eines entsprechenden Diagnoseschlüssels in den zuletzt gängigen Klassifikationssystemen DSM-IV und ICD-10. Im Jahre 2013 änderte sich dies mit dem Erscheinen des DSM-5 (APA 2013), in welchem die sog. »Internet Gaming Disorder« erstmalig als Forschungsdiagnose aufgeführt wurde und mittels neun Kriterien diagnostisch gefasst wurde. Sehr bald wurden diese Kriterien erfolgreich validiert und auch auf andere Formen internetsüchtigen Verhaltens angewandt (z. B. Ko et al. 2014; Müller et al. 2019b).

Die oben erwähnten DSM-Kriterien werden im Folgenden kurz aufgeführt. Eine ausführliche Darstellung findet sich im Zusatzmaterial, in Form des Explorationsleitfadens des strukturierten klinischen Interviews zu Internetnutzungsstörungen (AICA-SKI:INS; Müller und Wölfling 2017).

Eingenommenheit und Craving: Die gedankliche sowie verhaltensbezogene Vereinnahmung vom Internetnutzungsverhalten mit wiederkehrenden drängenden Gedanken an die Nutzung sowie einem dominanten Drang, den Internetinhalt nutzen zu müssen. Das Internetnutzungsverhalten nimmt unverhältnismäßig viel Raum im Leben der Person ein; es stellt einen zentralen Lebensbestandteil dar, dem eine hohe Priorität beigemessen wird. Craving, das unwiderstehliche Verlangen nach der Verhaltensausführung, ist als motivationale Komponente zu begreifen, die letztendlich dazu führt, dass das Verhalten den oben erwähnten überhöhten Stellenwert einnimmt.

Toleranzentwicklung: Die merkliche Steigerung der Nutzungsintensität (bspw. bzgl. Häufigkeit oder Dauer) zur Bewahrung der anfänglich erlebten Effekte, die durch die Nutzung entstehen. Die suchtartige Nutzung von Internetinhalten ist in der Regel mit einem kontinuierlichen Zuwachs der Nutzungsintensität verbunden, welcher natürlich irgendwann einen gewissen Sättigungspunkt erfährt. Das zu Beginn noch durch eher unregelmäßige Nutzungsepisoden gekennzeichnete Verhalten weitet sich über einen interindividuell variierenden Zeitraum zu einem immer exzessiver werdenden Verhalten aus. Ebenso lässt sich eine Abnahme von nutzungsfreien Zeiten beobachten.

Entzugsähnliche Symptome: Das Auftreten aversiver (affektiv, psychovegetativ) Zustände bei Verhinderung der Verhaltensausführung. Entzugssymptome können sich in unterschiedlichen, teils überlappenden Symptomen äußern. Zu unterscheiden sind Symptome mit stärkerer Betonung des physiologischen Anteils (Tremor,

Kälteschauer bzw. Hitzewallungen) und solche, die sich eher auf psychischer Ebene ausdrücken (Dysphorie, Reizbarkeit, innere Unruhe, Affektlabilität). Daneben lassen sich psychovegetative Symptome aufführen (Schlafstörungen, Appetitverlust).

Kontrollverlust: Erfolglose Versuche, die Internetnutzung zu begrenzen oder ganz auszusetzen bzw. wiederholt längere Internetnutzung als beabsichtigt. Das Verhalten erhält den Charakter einer Impulshandlung, die zu einem Teil nahezu automatisiert ausgeführt wird, ohne dass ihre Konsequenzen abgewogen werden (z. B. spielen bis tief in die Nacht obgleich am nächsten Tag ein wichtiger Termin ansteht oder erneuter Besuch auf onlinepornografischen Webseiten obgleich dies eine Bedrohung der aktuellen Paarbeziehung bedeutet).

Interessenverlust: Die Internetnutzung nimmt einen lebensdominierenden Charakter an, führt zu einer Interessensverödung bzw. ersetzt vormals ausgelebte Interessensgebiete und (soziale) Aktivitäten. Reize, die zuvor einen mit Belohnungserwartung verknüpften Signalwert aufwiesen, büßen diesen Verstärkerwert im Zuge der Suchtentwicklung großenteils ein. Früher als relevant und attraktiv erscheinende Reize verlieren so an Potenzial, durch das Belohnungssystem als relevant und lohnenswert »erkannt« bzw. verarbeitet zu werden. Gleichzeitig findet eine einseitige Sensibilisierung des Belohnungssystems auf solche Reize statt, die mit dem Suchtverhalten in Zusammenhang stehen. Auf behavioraler Ebene ergibt sich hieraus häufig ein Rückzug aus Lebensbereichen, die mit dem Suchtverhalten unvereinbar sind.

Fortführung des Konsums trotz negativer Konsequenzen: Die Internetnutzung wirkt sich negativ auf das Leben des Betroffenen aus. Diese negativen Folgen können sich auf ganz unterschiedliche Lebensbereiche beziehen (z. B. sozial, berufsbezogen, finanziell, physische Gesundheit). Trotz der negativen Folgen erfolgt keine Änderung (Reduktion, Abstinenz) des Nutzungsverhaltens. Bei Betroffenen ist oftmals ein allgemeines Absinken des psychosozialen Funktionsniveaus zu beobachten; d. h., dass durch das Nutzungsverhalten verschiedene Lebensbereiche in Mitleidenschaft gezogen werden. Häufig anzutreffen sind ein schleichender Rückzug aus Sozialkontakten bis hin zu einer vollständigen sozialen Isolation, sowie ein erhöhtes Konfliktpotenzial innerhalb der Familie/der Partnerschaft. Im Berufs- oder Bildungskontext ist mit nachlassenden Arbeitsleistungen zu rechnen.

Emotionsregulation: Das Internetnutzungsverhalten nimmt vornehmlich die Funktion ein, negative Gefühlszustände zu beseitigen bzw. zu verdrängen. Das Kriterium bezieht sich auf bestimmte motivational-emotionale Zustände, die einen Konsum von Internetinhalten befördern. Hierunter fallen insbesondere aversive Zustände (Wut, Trauer, Niedergeschlagenheit, Verzweiflung, Unsicherheit, erhöhte Stressbelastung, aber auch drängende Langeweile), auf welche die Person vorrangig mit der Internetnutzung reagiert.

Verheimlichung des Konsumausmaßes: Eine bewusste Verschleierung hinsichtlich der Intensität der Internetnutzung gegenüber wichtigen Bezugspersonen. Bei Betroffenen lässt sich häufig feststellen, dass bisweilen große Anstrengungen unternommen werden, um den Konsum vor anderen Personen (Familienmitglieder, Freunde, Kollegen) zu verbergen. Nicht selten baut der Betroffene auch ein richtiggehendes Lügenkonstrukt auf, um andere Menschen im Unklaren zu lassen.

Gefährdung wichtiger Beziehungen oder Perspektiven: Eine wissentliche Inkaufnahme, dass durch den fortgesetzten Konsum bestehende und als wichtig empfundene soziale Beziehungen oder berufliche Perspektiven gefährdet werden. Zwischenmenschliche Beziehungen und berufliche Chancen verlieren im Zuge der Suchtentwicklung an Bedeutung und werden durch den fortgeführten und überbordenden Internetkonsum aufs Spiel gesetzt oder gar gänzlich verspielt.

Gemäß DSM-5 müssen über den Verlauf der vergangenen zwölf Monate mindestens fünf dieser Kriterien erfüllt sein, um die Diagnose Internet Gaming Disorder vergeben zu dürfen. Das Störungsbild selbst kann nach dem Schweregrad nochmals unterteilt werden in eine milde, moderate oder schwere Abhängigkeit.

Im Sommer 2019 erfolgte schließlich auch die Anerkennung durch die Weltgesundheitsorganisation (WHO). Hier erfolgte die Aufnahme der »Gaming Disorder« (Störung durch Computerspielen) als eigenständiges Störungsbild (substanzungebundene Abhängigkeitserkrankung) in das ICD-11 im Kapitel »Störungen durch Substanzkonsum oder abhängige Verhaltensweisen«. Definiert wird es über eine periodisch wiederauftretende oder im zeitlichen Verlauf anhaltende exzessive Beschäftigung mit online oder offline Computerspielen. In den diagnostischen Rahmenbedingungen werden die Kriterien des Kontrollverlusts, der überhöhten Bedeutung der Nutzung, die andere Interessensfelder und Aktivitäten negativ beeinträchtigt und die Konsumfortführung trotz negativer Konsequenzen aufgeführt. Damit einhergehend wird eine Einschränkung des psychosozialen Funktionsniveaus bzw. das Auftreten von Leidensdruck aufgeführt. Als zeitlicher Rahmen wird vorgegeben, dass die vorgenannten Symptome über den Verlauf von zwölf Monaten beobachtbar sein müssen, wobei darauf hingewiesen wird, dass bei ausreichender Symptomschwere auch kürzere Zeiträume die Diagnose nicht ausschließen.

Die Aufnahme der Störung durch Computerspielen als offizielle Diagnose einer psychischen Erkrankung in das ICD-11 ist eindeutig zu begrüßen, schafft sie doch eine wesentliche Grundlage für die Behandlung Betroffener. Kritisch anzumerken gilt, dass lediglich die Störung durch Computerspielen als eine Form internetsüchtigen Verhaltens explizit im ICD-11 genannt wird, wohingegen andere Formen nicht berücksichtigt wurden. Dennoch existiert im ICD-11 indirekt die Möglichkeit, auch weitere Internetnutzungsstörungen zu verschlüsseln. Hierfür steht die Residualkategorie »Andere spezifische Störungen durch abhängiges Verhalten« zur Verfügung.

Fallbeispiel:

Eine Mutter, die bei der Ambulanz für Spielsucht nach Rat fragte, wie sie mit ihrem exzessiv spielenden Sohn umgehen solle, schilderte, wie ihr Sohn auf ihre verschiedenen Versuche, das Spielverhalten zu reglementieren, reagiert habe. Sie habe zunächst versucht, über einen schriftlich fixierten Eltern-Kind-Vertrag ein wöchentliches Kontingent an Spielstunden festzulegen. Beide Seiten hätten unterschrieben. Bald jedoch sei klar geworden, dass der Sohn den Umstand ausnutzte, dass die Mutter nicht in der Lage gewesen sei, das Einhalten dieser Spielzeiten lückenlos zu überwachen. Es sei zu ersten Lügen und Verheimlichungen gekommen. Der Sohn habe eine erstaunliche Kreativität darin entwickelt, die zugeteilten Spielzeiten auszudehnen. Die Mutter habe dann herausgefunden, dass die immer regelmäßiger werdenden außerhäuslichen Aktivitäten des Sohnes nicht, wie von diesem behauptet, damit zusammenhingen, dass er sich wieder in seinem Fußballverein engagierte, sondern dass er stattdessen vorzugsweise bei einem Bekannten verweilte, um bei diesem zu spielen. Sie habe dann begonnen, Tastatur und Bildschirm zu konfiszieren. Eines Nachts sei sie aufgewacht und habe beobachten müssen, wie der Sohn in ihrem Schlafzimmer gestanden habe und sich an dem abschließbaren Kleiderschrank zu schaffen gemacht habe, in dem der Bildschirm aufbewahrt wurde. Als sie sich schließlich dazu entschlossen habe, den hochgerüsteten PC des Sohnes ganz wegzugeben, habe dieser einen Tobsuchtsanfall bekommen, die Mutter beschimpft, schließlich gar bedroht und das Inventar des Wohnzimmers demoliert.

1.3 Epidemiologie und Komorbidität

Aufgrund der uneinheitlichen Operationalisierung waren über einen langen Zeitraum viele Untersuchungen zur Verbreitung von Internetnutzungsstörungen nur bedingt brauchbar. Das Resultat waren stark variierende Prävalenzschätzungen. Neuere Untersuchungen aus Deutschland, in denen die oben beschriebenen diagnostischen Kriterien umgesetzt wurden, ergeben Prävalenzschätzungen von 1–2 % für Stichproben Erwachsener und 2–5 % für Jugendliche (Rumpf et al. 2013; Müller et al. 2017b; Wartberg et al. 2018; Rehbein et al. 2015). Damit liegt die Verbreitung von Internetnutzungsstörungen etwas höher als die des verwandten Störungsbildes der Glücksspielstörung.

Die bislang vorliegenden klinischen Befunde zeigen, dass viele Betroffene eine deutlich erhöhte psychopathologische Symptombelastung bei vermindertem psychosozialem Funktionsniveau erleben. Dies geht sowohl aus Erhebungen an Jugendlichen als auch an Erwachsenen hervor. In einer klinischen Vergleichsstudie an 286 Patienten mit Internetnutzungsstörungen, 106 Patienten mit einer Glücksspielstörung und 95 Personen mit einer intensiven, jedoch nicht suchtartigen Internetnutzung zeigte sich, dass Internetnutzungsstörungen ähnlich wie eine Glücksspielstörung mit einem deutlich verminderten psychosozialen Funktionsniveau assoziiert war, welches mittels Fremdeinschätzung beurteilt wurde. Betroffene bewerteten zudem auch im Selbstbericht große Beeinträchtigungen in sozialen, freizeitbezogenen und berufsbezogenen Lebensdomänen (Müller et al. 2019c). In einer für Deutschland repräsentativen Erhebung zeigten Bischof et al. (2013), dass Betroffene mit Internetnutzungsstörungen an etwa 30 Tagen des Monats über erlebte Leistungseinschränkungen berichteten. Bei gesunden Vergleichspersonen belief sich dieser Wert auf lediglich etwa drei Tage des Monats. Eine diagnostizierte Internetnutzungsstörung war zudem im Durchschnitt mit einem Arbeitsausfall von 5,6 Tagen verbunden, verglichen mit 0,1 Tagen bei gesunden Nutzenden.

Studien unter Verwendung von Symptomskalen zur Abbildung der psychopathologischen Belastung kommen größtenteils zu den gleichen Ergebnissen: Internetnutzungsstörungen, unabhängig vom Subtyp und vom Alter der Betroffenen, gehen mit einer erhöhten Symptombelastung einher (z. B. Carli et al. 2012; Wartberg et al. 2013; Bischof et al. 2013; Kelley und Gruber 2012; Kaess et al. 2014). Dies konnte auch in einer länderübergreifenden Studie an etwa 13.000 Jugendlichen gezeigt werden: Jugendliche, welche die Kriterien einer Computerspielstörung erfüllten, wiesen deutlich ausgeprägte depressive Symptome und Angstwerte auf als Jugendliche, die selten oder regelmäßig Computerspiele nutzten. Gleichzeitig waren unter den betroffenen Jugendlichen wesentlich geringere Werte in wichtigen Kompetenzbereichen feststellbar (Müller et al. 2015). Auf der Evidenzebene einer Metaanalyse konnten zudem starke Zusammenhänge zwischen Symptomen einer Internetnutzungsstörung und gering ausgeprägter Lebensqualität nachgewiesen werden (Cheng und Li 2014).

Da aktuell nur sehr wenige längsschnittliche Studien verfügbar sind, ist die Richtung dieser Zusammenhänge zunächst nicht eindeutig zu klären. Die bislang jedoch vorliegenden Ergebnisse aus solchen Studien deuten auf wechselseitige Zusammenhänge hin. Eine zweijährige prospektive Studie zeigte, dass mit dem Auftreten einer Computerspielstörung eine Zunahme depressiver Symptome unter asiatischen Jugendlichen zu beobachten war, die sich mit Abklingen des Suchtverhaltens wieder reduzierten (Gentile et al. 2011). Für deutsche Jugendliche zeigten Wartberg et al. (2018), dass u. a. ein defizitär ausgeprägter Selbstwert, ebenso wie hyperaktive Symptome das Auftreten einer Computerspielstörung voraussagten, welche wiederum ein Jahr später eine höhere Belastung durch emotionale Symptome prädizierte.

2 Zur Entstehung von Internetnutzungsstörungen

2.1 Lernpsychologische und neurobiologische Erklärungsansätze

Die Entstehung, Aufrechterhaltung, aber auch Remission einer Internetnutzungsstörung ist nicht bloß auf die alleinige Wirkung des ausgeübten Verhaltens zu reduzieren, sondern stellt vielmehr ein komplexes Wechselspiel verschiedener Faktoren dar. Auf übergeordneter Ebene erweisen sich biopsychosoziale Störungsmodelle als geeignete Rahmenkonzepte. In Anlehnung an integrative Erklärungsmodelle für eine Abhängigkeit von psychotropen Substanzen werden Lernprozesse wie die klassische und die operante Konditionierung sowie neurobiologische Veränderungen auch für die Entstehung und Aufrechterhaltung von Verhaltenssüchten als ursächlich angesehen (Grüsser und Thalemann 2006).

Über den Mechanismus der klassischen Konditionierung werden im zeitlichen Verlauf zuvor neutrale Reize, z. B. externale Stimuli wie der Anblick eines Computers oder Smartphones, aber auch internale Reize wie bestimmte Gefühlszustände, mit der belohnenden Wirkung der Ausführung des Suchtverhaltens assoziiert. Bei mehrfacher Verknüpfung der Reize mit der Verhaltensausführung erhalten diese vormals neutralen Reize dann als erlernte (konditionierte) Reize einen speziellen Signalcharakter welche wiederum motivationale Zustände als erlernte (konditionierte) Reaktionen auslösen. Diese motivationalen Zustände können sich in der Folge als Suchtmittelverlangen (sog. Craving) manifestieren und auf behavioraler Ebene eine neuerliche Konsumepisode (sog. Drug Seeking Behavior) bedingen. Wie bei einer Substanzabhängigkeit wird auch die suchtartige Internetnutzung mit Entspannung und dem Entfliehen aus der häufig problembelastet erlebten Realität assoziiert, ebenso wie mit Vertrautheit, Spaß, Machtgefühlen und Erregung. Der psychotrope Effekt wird jedoch nicht über die Zuführung von Substanzen, sondern durch übermäßig ausgelebtes und stark belohnend wirkendes Verhalten sowie die hierdurch ausgelösten körpereigenen biochemischen Veränderungen in spezifischen Regionen des Gehirns bewirkt. Das zentrale dopaminerge verhaltensverstärkende Belohnungssystem nimmt hier eine entscheidende Rolle ein (Grüsser et al. 2007). Bei einer Internetnutzungsstörung wird das Verhalten nicht mehr aufgrund seines ursprünglichen Zwecks (Unterhaltung, Lernen, Informationssuche etc.), sondern zweckentfremdet eingesetzt, es erfährt eine abgewandelte Funktionalität. Dabei kann – analog zum Konsum psychotroper Substanzen – die Internetnutzung im Sinne einer inadäquaten Stressbewältigung oder Emotionsregulationsstrategie exzessiv ausgeführt werden, um den z. B. durch Einsamkeit ausgelösten negativen Affekt zu unterdrücken, abzumildern oder zu vergessen (Grüsser und Thalemann 2006; Müller und Wölfling 2017). In der Folge wird das belohnend wirkende Nutzungsverhalten verstärkt (der negative Affekt wurde erfolgreich durch »Vermeidung« reguliert) und die Wahrscheinlichkeit einer Wiederholung des Verhaltens steigt (operante Konditionierung). Hat das Individuum auf psychologischer und neurochemischer Ebene eine solche potente Strategie gelernt, verlernt es regelrecht durch andere, zuvor ähnlich wirksame und belohnend erlebte Verhaltensweisen aktiv zu werden. Somit wird die Nutzung zur dominanten bzw. sogar einzig verfügbaren Strategie, Gefühle zu regulieren. Darüber hinaus wird durch eine Sensitivierung des zentralen dopaminergen verhaltensverstärkenden Belohnungssystems eine konditionierte Aufmerksamkeitszuwendung gegenüber den suchtmittelassoziierten Reizen, die nun einen Signalwert erhalten haben, etabliert (sog. cue reactivity bzw. spezifische Reizreaktivität). Dieser Vorgang zeigt sich in einer erhöhten Aufmerksamkeitszuwendung, im bevorzugten, teilweise automatisierten Aufsuchen dieser Reize und der Ausführung des Nutzungsverhaltens selbst (Robinson und Berridge 2003). Die Verankerung der Reizpräsentation in zentralen kortikalen Strukturen (z. B. im anterioren Gyrus cinguli) führt unter anderem zur Bildung eines sogenannten impliziten Gedächtnisses (Suchtgedächtnis), welches der bewussten Verarbeitung nur eingeschränkt zugänglich ist und welches auch dann verhaltenssteuernd bleibt, wenn entweder die positiven Effekte der Verhaltensausführung längst verblasst sind oder hierdurch schwerwiegende negative Folgen erwachsen.

2.2 Persönlichkeits-, umwelt- und suchtmittelbezogene Risikofaktoren

Die Entstehung und vor allem auch die Aufrechterhaltung süchtigen Verhaltens ist ein komplexer Prozess, der sich erst über die Zeit entwickelt. Neben den zuvor beschriebenen allgemeinen, Konditionierungsprozessen kommen weitere Bedingungen in- und außerhalb des Betroffenen zum Tragen, in deren Wechselwirkungen sich die Verhaltenssucht herausbilden kann und über die Zeit aufrechterhalten wird. Erweiterte biopsychosoziale Dynamiken spielen eine tragende Rolle im Störungsgeschehen; diese können den folgenden Dimensionen zugeordnet werden (▸ Abb. 2.1):

- Persönliche Vulnerabilität bzw. Merkmale der Person
- Merkmale und Bedingungen der Umwelt
- Charakteristiken der suchtartig genutzten Onlineaktivität
- Interaktion aus den vorgenannten Dimensionen

Unter den Aspekt der personalen Merkmale fallen genetische bzw. neurobiologische und psychosoziale bzw. psychische Faktoren. Soziokulturelle Aspekte und soziale Einstellungssysteme sowie Faktoren der Umwelt erweitern das Spektrum; übergeordnete (z. B. Verfügbarkeit) und spezifische (implementierte Verstärkerpläne) sowie deren psychophysiologische Effekte fallen unter den Aspekt der Onlineaktivität.

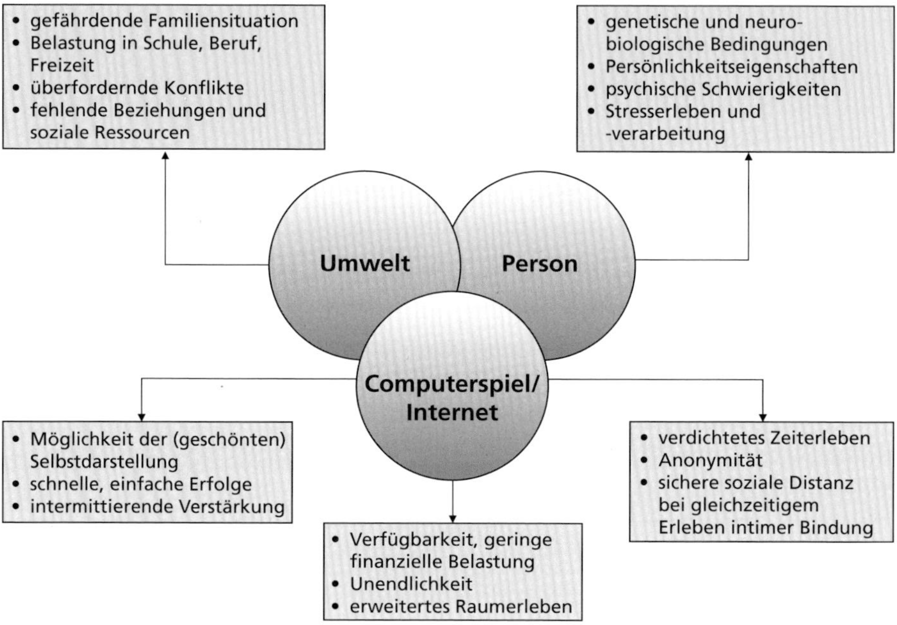

Abb. 2.1: Das angepasste TRIAS-Modell (in Anlehnung an Kielholz und Ladewig 1973)

Zu den wichtigen sozialen Risikofaktoren zählen familiäre Einflüsse wie

- das Konsumverhalten der Eltern bzw. deren Einstellungen sowie deren aktive Regulation des Nutzungsverhaltens
- intrafamiliäre Konflikte bzw. Bindungsverhalten
- die Einstellung bzw. Verhaltensnormen der Peergroup

Weiterhin spielen soziale Normen sowie die Akzeptanz des Suchtmittels und die damit verbundene Anerkennung der Nutzung in der Gesellschaft (Stichwort Mediensozialisation und Medienkompetenz) eine wesentliche Rolle. So werden auch hohe Nutzungszeiten lange toleriert bzw. von Eltern, Freunden und Bekannten bestärkt oder doch nur wenig thematisiert. Erste Forschungsbefunde auf diesem Gebiet legen die Vermutung nahe, dass in Familien mit einem computerspielsüchtigen Jugendlichen spezifische, dysfunktionale Interaktionsmuster und Erziehungsstile vorliegen. So konnte gezeigt werden, dass oftmals das Familienfunktionsniveau in den Familien von Betroffenen, die affektive Beziehungsaufnahme sowie die Emotionalität abweichend ausgeprägt sind (z. B. Chang et al. 2014). Daneben ist aus epidemiologischen Erhebungen ein statistisch stabiler Zusammenhang zwischen suchtartigem Computerspielverhalten und kritischen Lebensereignissen (z. B. psychosoziale Entwurzelung, Mobbingerfahrungen, Trennung der Eltern, Tod eines Elternteils etc.; Batthyány et al. 2009; Müller et al. 2018).

Zu den prädisponierenden Bedingungen, die in der Person selbst liegen, existiert mittlerweile eine Fülle an Studien. Hierunter zählen z. B. Faktoren, die sich aus der genetisch bedingten körperlichen Einmaligkeit des Individuums ergeben, wie z. B. ein unterschiedlich hoch oder niedrig ausgeprägtes Erregungsniveau sowie eine bestimmte Verfügbarkeit an Botenstoffen bzw. Rezeptoren. Hinsichtlich einer genetischen Prädisposition bei Internetsucht existieren erste empirische Untersuchungen, z. B. aus dem asiatischen Raum. So zeigten Lee et al. (2008), dass bei Personen mit Internetnutzungsstörungen eine spezielle Form des Genabschnitts, der für die Regulation der Serotoninausschüttung zuständig ist (5HTTLPR), vorlag. Das lässt auf eine geringere Serotonin-Wiederaufnahmerate schließen und deckt sich mit Befunden bei Substanzabhängigkeiten (Lesch 2005). Dass bei Internetnutzungsstörungen zudem ein ähnlicher Polymorphismus an nikotinergen Acethylcholinrezeptoren vorliegen könnte, zeigten Montag und Reuter (2017) in einer Studie in Deutschland.

Neben diesen neurobiologischen Risikofaktoren können sich soziale und psychische Prädispositionen, ebenso wie vorbestehende psychische Erkrankungen begünstigend auf die Entwicklung einer Suchterkrankung auswirken. Eine besonders hohe Evidenz liegt für spezifische Persönlichkeitsmerkmale vor, die sowohl als klassische Risikofaktoren als auch aufrechterhaltende Faktoren aufgefasst werden können. Breite Evidenz aus verschiedenen Studien an klinischen und nicht-klinischen Stichproben deutet auf die nachfolgenden Besonderheiten bei Personen mit internetsüchtigem Verhalten hin:

- eine überdurchschnittlich ausgeprägte habituelle Ängstlichkeit
- soziale Inhibition und soziales Misstrauen
- eine geringer ausgeprägte Leistungsorientierung
- defizitäre Kompetenzen in der Emotionsregulation
- habituell dysfunktionale, vorrangig vermeidende Stressbewältigungsstrategien
- gering ausgeprägte Frustrationstoleranz

Untersuchungen zur Ausprägung basaler Persönlichkeitsmerkmale nach dem Fünf-Faktoren-Modell weisen in hoher Übereinstimmung auf Besonderheiten hin. Bei Personen mit Internetnutzungsstörungen findet sich typischerweise eine vergleichsweise geringe Ausprägung des Persönlichkeitsfaktors Gewissenhaftigkeit. Dies weist auf Schwierigkeiten in der Selbststrukturierung, der systematischen und nachhaltigen Zielverfolgung und der Planungskompetenzen hin (z. B. Müller et al. 2014a; Kuss et al. 2013; Walther et al. 2012).

Auch im Faktor Extraversion wurden wiederholt Auffälligkeiten berichtet (z. B. Müller et al. 2014a; Kuss et al. 2013), jedoch fällt hier insgesamt die Heterogenität der Befunde ins Auge. Anhand einer klinischen Stichprobe von männlichen Erwachsenen mit diagnostizierter Computerspielstörung zeigten Müller et al. (2014a), dass diese im Vergleich zu gesunden Intensivnutzenden und Patienten mit einer Glücksspielstörung deutlich verminderte Werte in Extraversion aufwiesen. Hingegen kommen Studien, die andere Formen internetsüchtigen Verhaltens, wie etwa eine suchtartige Nutzung von Social Media berücksichtigen zu teils gegensätzlichen Befunden (z. B. Wang et al. 2015; Müller et al. 2016b). Bei Extraversion scheint es sich demnach durchaus um ein Korrelat internetsüchtigen Verhaltens zu handeln, jedoch hängt die Ausprägung dieses Faktors wohl u. a. von der spezifischen Subform der Internetnutzungsstörungen ab bzw. stellt möglicherweise auch einen geschlechtsabhängigen Faktor dar.

Schließlich finden sich immer wieder deutlich erhöhte Werte im Persönlichkeitsmerkmal Neurotizismus. Dieser repräsentiert ein Risikokorrelat für viele psychische Störungen (Malouff et al. 2005). Hohe Werte in Neurotizismus weisen auf eine geringere emotionale Stabilität, ein negativ getöntes Selbstbild und erhöhte habituelle Ängstlichkeit hin. Auch Defizite in der Regulierung von Stressbelastung und aversiv-emotionaler Zustände stehen mit diesem Faktor in Zusammenhang. Da gerade Letzterem eine hohe therapeutische Bedeutung zukommt, soll dieser Aspekt kurz näher ausgeführt werden.

Im klinischen Eindruck zeigt sich immer wieder, dass Betroffene vergleichsweise rasch bei auftretenden Problemen oder Widrigkeiten grundsätzliche Zweifel entwickeln und Misserfolge in der Offline-Welt generalisieren. So ist häufig zu beobachten, dass ein zunächst sehr ambitioniert begonnenes Hochschulstudium oder Ausbildung im Laufe der Zeit immer mehr an Reiz verliert. Die empfundene Frustration über die vermeintliche Fehlentscheidung bei der Studienfachwahl oder das Nichterreichen anderer, zu hoch gesteckter Ziele und Erwartungen, kann dann zu Defiziten in der leistungsbezogenen Motivation führen und in der Formulierung pessimistischer Glaubenssätze bezüglich der Zukunftsperspektiven und der eigenen Person münden. In mehreren Erhebungen konnte zudem ein Zusammenhang zwischen einer Internetnutzungsstörung und der Art und Weise, wie mit Stressoren und Frustrationserlebnissen umgegangen wird, gefunden werden (z. B. Brand et al. 2014; Kuss et al. 2017; Dreier et al. 2017). Zusammengefasst fällt auf, dass Betroffene das Nutzungsverhalten regelhaft als Reaktion auf Ärger- und Frustrationserlebnisse einsetzen und das Verhalten somit die Funktion einer emotionsregulativen Stressverarbeitungsstrategie einnimmt, welche negative Gefühle, aber auch stressbezogene Kognitionen dämpft. In diesem Zusammenhang hat sich die Bezeichnung des medienfokussierten Copings herausgebildet (Müller et al. Wölfling 2016a; Dreier et al. 2017; Milani et al. 2018). Im Einzelnen bedeutet dies, dass bei Betroffenen als Reaktion auf Stressoren, welche die eigenen Bewältigungskompetenzen übersteigen, eine verstärkte Beschäftigung mit ablenkenden Medien (PC, Spielkonsole, Smartphone, TV) im Sinne einer vermeidenden und auf lange Sicht dysfunktionalen Stressverarbeitungstechnik erfolgt. In Übereinstimmung damit zeigen empirische Daten, dass internetabhängige Personen deutlich seltener von funktionalen Copingstrategien Gebrauch machen (z. B. aktives Coping, emotionale Unterstützung, instrumentelle Unterstützung) und signifikant häufiger auf dysfunktional-vermeidende Strategien rekurrieren (z. B. Verleugnung, medienfokussiertes Coping). Ohne den pädagogischen Nutzen von Medien per se abzuwerten, kann doch behauptet werden, dass diese extreme Einengung im Copingverhalten auf technische Geräte perspektivisch kaum Chancen offeriert, auf Stresssituationen adäquat reagieren zu können. Das konsequente Ausblenden, die rein passive Auseinandersetzung mit stressreichen Erfahrungen ist eine Strategie, die zwar kurzfristig zum Erfolg führen mag, auf lange Sicht jedoch verhindert, dass grundlegende Lernerfahrungen gemacht werden können oder Probleme gelöst werden. Durch diese Lücke an Lernerfahrungen ist es unwahrscheinlich, dass auf spätere Stresskonfrontationen im Sinne einer protektiven Bewältigungsstrategie reagiert werden kann. Wahrscheinlicher ist, dass auch künftige Stressoren ein vermeidendes bzw. medienfokussiertes Copingverhalten auslösen, wodurch ein Teufelskreis in Gang gesetzt wird: Die Wahrnehmung von sozialen Konflikten bzw. schulischen oder beruflichen Leistungseinbrüchen, verbunden mit einer erhöhten Stressvulnerabilität führt zu einer schnelleren (übersteigerten) Wahrnehmung von Stressbelastung. Der auftretende Stress wird mit der erlernten dysfunktional-vermeidenden Copingstrategie des medienfokussierten Copings beantwortet. Durch die exzessive Internetnutzung treten so immer mehr negative Konsequenzen auf verschiedenen Ebenen (in der Familie, dem Beruf, der Gesundheit etc.) auf, welche sich wiederum negativ auf das psychosoziale Wohlbefinden der Betroffenen auswirken. Dies führt zu einer weiterhin verstärkten Hinwendung und einem intensivierten Konsum von Internetangeboten (► Abb. 2.2). Dies zumindest ist ein Kerngedanke des im nächsten Abschnitt näher vorgestellten Integrativen Prozessmodels der Internetsucht (InPrIS; Müller und Wölfling 2017).

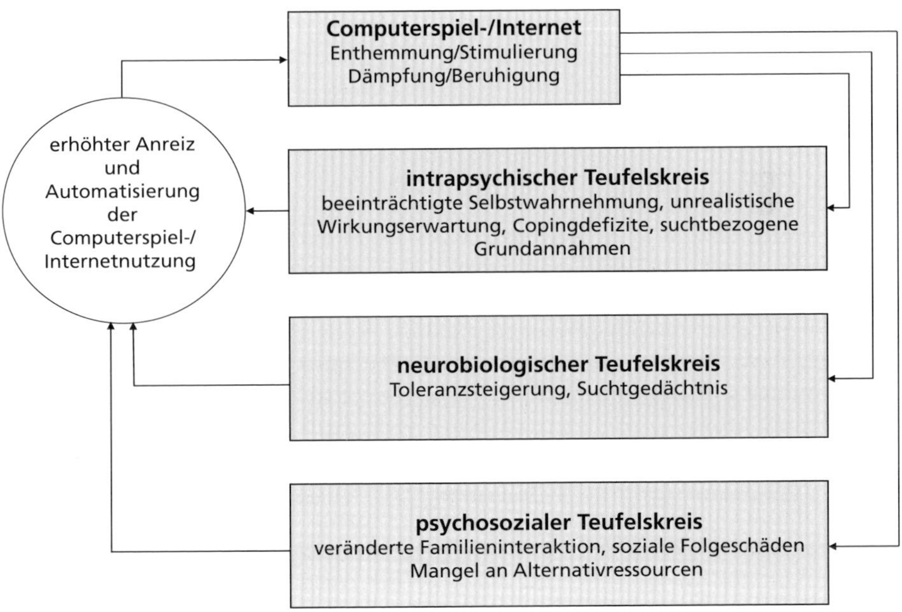

Abb. 2.2: Teufelskreismodell Internetnutzungsstörungen nach dem Integrativen Prozessmodels der Internetsucht (InPrIS; Müller und Wölfling 2017) (in Anlehnung an Küfner und Bühringer 1996)

Die in diesem Abschnitt dargestellten Einzelbefunde wurden verschiedentlich in übergeordneten Störungsmodellen zusammengefasst. Unter den bislang veröffentlichten Modellen sind es v. a. das Interaction of Person-Affect-Cognition-Execution-Modell (I-PACE; Brand et al. 2016; Brand et al. 2019) und das Integrative Prozessmodell der Internetsucht (InPrIS; Müller und Wölfling 2017), welche zuletzt internationale Beachtung erfahren haben. Ältere Modelle, wie etwa das Modell der Pathologischen Internetnutzung von Davis (2001) oder das schon immer auf den deutschen Sprachraum begrenzte Modell des Pathologisch-Dysfunktionalen PC-Gebrauchs (Schuhler et al. 2009) sind aufgrund der fehlenden Evidenzbasiertheit hingegen nahezu vollständig in den Hintergrund getreten.

Das zuletzt im Wissenschaftsbetrieb sehr präsente I-PACE Modell (Brand et al. 2016; Brand et al. 2019) ist insofern lobend hervorzuheben, als es das Produkt eines konsequenten und sehr genau durchgeführten wissenschaftlichen Evaluationsprozesses anzusehen ist. Einzelne Aussagen des ursprünglich auf dem Modell der Generalisierten Internetsucht (Brand et al. 2014) hervorgegangenen Modells wurden im Laufe der Jahre durch zahlreiche Einzelstudien, zumeist basierend auf Stichproben aus der Allgemeinbevölkerung, systematisch überprüft und angepasst. Das sehr komplexe, insgesamt deutlich kognitionspsychologisch geprägte Modell geht davon aus, dass zur Entstehung einer Internetnutzungsstörung insbesondere spezifische Belohnungswirkungserwartungen und damit verbundene störungsspezifische kognitive Verzerrungen als wesentliche Bestandteile des Störungsgeschehens anzusehen sind. Diese konsolidieren sich stetig über spezifische Lernerfahrungen mit der Nutzung bestimmter Internetangebote und wirken in der Folge verhaltenssteuernd. Insofern orientiert es sich an essenziellen Aspekten von übergeordneten Modellen zur Substanzabhängigkeit (z. B. Robinson und Berridge 2008). Das I-PACE Modell ist damit von großem Wert für die wissenschaftliche Forschung, erlaubt es doch eine sehr dezidierte Betrachtung einzelner Bestimmungsgrößen des komplexen Suchtverhaltens und beinhaltet klare Parallelen zu anderen Suchterkrankungen.

In Ergänzung zum I-PACE Modell bietet das Integrative Prozessmodell der Internetsucht (InPrIS; Müller und Wölfling 2017) gerade für psychotherapeutische Interventionen einen relevanten Bezugsrahmen. Beide Modelle sind hinsichtlich der getroffenen Grundannahmen einander jedoch recht ähnlich, beinhalten also als Kerngedanken, dass vor dem Hintergrund spezifischer Prädispositionen in Kombination mit Lernerfahrungen, die in Folge der Internetnutzung gemacht werden, sich dysfunktionale Nutzungsgewohnheiten verfestigen. Im weiteren Verlauf erhält die Nutzung zunehmend automatisierten Charakter. Bestimmte kognitive Verzerrungen und auftretende neurobiologische Dysbalancen wirken als aufrechterhaltende Faktoren und es kommt zu einer dauerhaften Manifestation einer Suchtsymptomatik. Da das InPrIS die theoretische Grundlage für das hier vorgestellte Therapiekonzept darstellt, soll im Folgenden der Fokus auf der Vorstellung dieses Störungsmodells liegen.

2.3 Das Integrative Prozessmodell der Internetsucht (InPrIS)

Als Zusatzmaterial vorhandene Arbeitsmaterialien

- InPrIS – Integratives Prozessmodell der Internetsucht (▶ Abb. 2.3)

Das InPrIS (Müller und Wölfling 2017, ▶ Abb. 2.3) vereint die zuvor dargestellten grundlegenden Mechanismen der klassischen und operanten Konditionierung mit einer biopsychosozialen Betrachtungsweise und einem Diathese-Stress-Ansatz. Grundlegende Aspekte des Modells wurden bereits im Jahre 2009 (Vulnerabilitäts-Prozessmodell; Wölfling und Müller 2009) veröffentlicht. Durch eine wachsende Anzahl an Forschungsergebnissen und klinischen Erfahrungswerten differenzierte sich das Modell in den Folgejahren immer weiter bis zu seiner aktuellen Version aus (Müller und Wölfling 2017; Müller et al. 2016a; Wölfling et al. 2019). Der Anspruch des Modells liegt nicht primär auf einer wissenschaftlichen Beschreibung von Faktoren, die ursächlich zum Auftreten einer Internetsucht führen. Vielmehr soll das Modell als Orientierung für die psychotherapeutische Intervention in den Phasen der Eingangs- und Verlaufsdiagnostik, der Behandlungsplanung, der Psychoedukation und der Rückfallprophylaxe dienen. In diesem Zusammenhang hat es sich bereits als »therapeutisches Rahmenmodell« für die in Kapitel 3.1 beschriebene STICA-Studie bewährt.

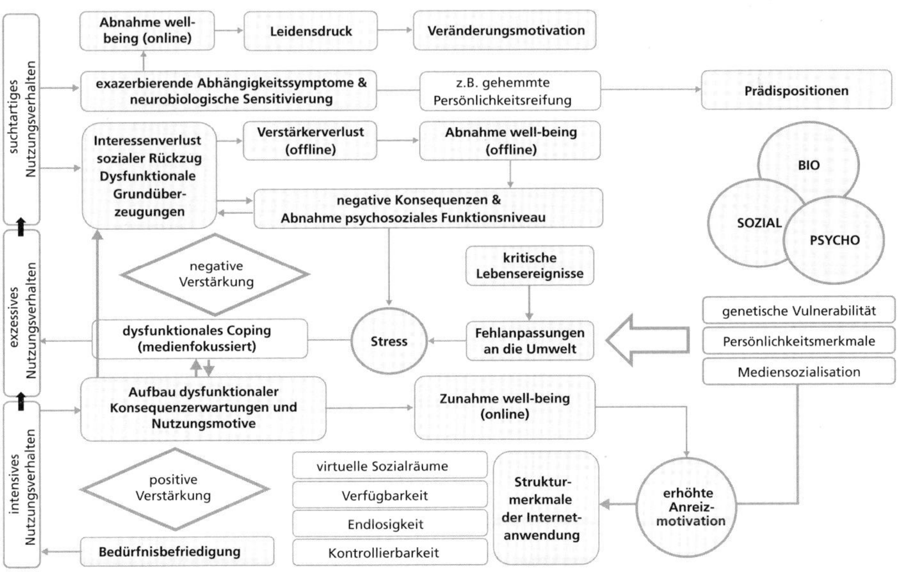

Abb. 2.3: InPrIS – Integratives Prozessmodell der Internetsucht

Allgemeine Annahmen des Modells betreffen die folgenden Punkte:

- Das Risiko, eine Internetnutzungsstörung zu entwickeln, variiert zwischen Personen.
- Spezifische Risiko- und Resilienzfaktoren begünstigen bzw. vermindern dieses Risiko.
- Bei Internetnutzungsstörungen handelt es sich um komplexe Phänomene, die multifaktoriell verortet sind.
- Der Entwicklungsprozess einer solchen Störung ist phasisch, d. h. Betroffene unterscheiden sich dahingehend, wie fortgeschritten die Störung ist.
- Obwohl es übergreifende Charakteristiken des Störungsbildes gibt, stellen individuelle Faktoren der Entstehung und Aufrechterhaltung einen wesentlichen Faktor dar, der in der Psychotherapie zu berücksichtigen ist.

Die grundsätzliche Prädisposition für die Entwicklung einer Internetsucht wird in dem Modell aus einer biopsychosozialen Warte heraus erklärt und ihr weiterer Symptomverlauf unter Berücksichtigung des Diathese-Stress-Ansatzes als Ergebnis dysfunktionaler Lernprozesse verstanden. Insofern wird dem zeitlichen Entstehungsprozess der Pathologie Rechnung getragen, indem ein phasischer Verlauf von zunächst intensiver, danach exzessiv-problematischer und später suchtartiger Nutzung beschrieben wird, welcher durch vorbestehende spezifische und allgemeine Risikofaktoren begünstigt wird.

Unter den Prädispositionen werden verschiedene biopsychosoziale Faktoren angenommen, die in besonderer Ausprägung vorliegen und somit allgemein die Vulnerabilität des Individuums erhöhen. Wie in Kapitel 2.2 beschrieben, wurden z. B. genetische Faktoren und neurochemische Dysregulationen nachgewiesen, die für die Bildung und Regulation von Neurotransmittern (z. B. Serotonin und Dopamin) maßgeblich sind (Lee et al. 2008; Montag und Reuter 2017). Auf eher praktischer Ebene bedeutet dies grundsätzlich, dass das Erleben von Wohlbefinden und Belohnung bei Personen mit bestimmter Genausprägung vergleichsweise eingeschränkt ist. Dies könnte eine Vulnerabilität dafür darstellen, dass sich jene Personen verstärkt und nachhaltig dem Konsum von psychotropen Substanzen oder der exzessiven Beschäftigung mit bestimmten belohnenden Verhaltensweisen zuwenden, um ihr Erregungsniveau zu verändern.

Die Rolle von Persönlichkeitsmerkmalen (Traits) wurde in zahlreichen Einzelstudien und Metaanalysen untersucht, sodass mittlerweile eine Vielzahl an Korrelaten internetsüchtigen Verhaltens identifiziert wurde (z. B. Kayiş et al. 2016). Nach aktuellem Stand muss den folgenden Traits eine besondere Rolle beigemessen werden:

- erhöhter Neurotizismus
- verminderte Gewissenhaftigkeit
- verminderte Extraversion
- erhöhte Harm Avoidance (Risikoaversion)
- erhöhte Reward Dependence (geringe Frustrationstoleranz)

Erhöhte Ausprägungen im Faktor Neurotizismus gehen mit emotionaler Labilität, negativeren Kognitionen über das eigene Selbst und die Lebensumstände, einer pessimistischen Grundhaltung, erhöhter habitueller Ängstlichkeit und einer gesteigerten Reaktivität bei Belastungen einher. In der Praxis erweist sich oft, dass Betroffene Rückschläge und Misserfolge im Vergleich zu erreichten Fortschritten stärker wahrnehmen und überbewerten. Das therapeutische Handeln sollte somit im Sinne einer kognitiven Umstrukturierung darauf hinwirken, dass erreichte Erfolge betont werden und diese von Patienten anerkannt werden. Es kann notwendig sein, hier einen therapeutischen Fürsprecher zu repräsentieren, der die Fortschritte Betroffener extern würdigt und widerspiegelt.

In geringer Ausprägung steht Gewissenhaftigkeit mit Schwierigkeiten in der Selbststrukturierung und -organisation, Defiziten in der systematischen Zielverfolgung und geringer ausgeprägten Zielformulierungskompetenzen in Zusammenhang. In der klinischen Praxis erweist sich oft, dass Betroffene große Probleme erkennen lassen, komplexere (realweltliche) Angelegenheiten zu regeln. Auch hinsichtlich der Formulierung von realistischen Therapiezielen fühlen sich die Patienten oft hilflos und überfordert. Im Sinne von Grawes Wirkfaktoren der Psychotherapie sollte hier dem Faktor »Hilfe bei der Problembewältigung« besonderes Augenmerk geschenkt werden und eine transparente und kleinschrittige Aufbereitung von Behandlungszielen erfolgen.

Insbesondere bei männlichen Betroffenen mit einer Störung durch Computerspielen scheint eine verminderte Extraversion Bedeutung zu zukommen, hier v. a. den Facetten Geselligkeit und (soziale) Durchsetzungsfähigkeit. In der Praxis erscheinen Patienten im sozialen Kontakt ungelenk, schüchtern, bisweilen auch misstrauisch. Auch sozialphobische Tendenzen können immer wieder beobachtet werden. Im therapeutischen Kontext sollte man sich darauf vorbereiten, dass gerade die ersten Kontakte mit Betroffenen schleppend verlaufen können und man mit vielen Unsicherheiten konfrontiert sein wird. Hier sollte Betroffenen Zeit gelassen werden, sich zu entfalten, ohne dass Druck ausgeübt wird, sondern indem geduldig auf das eingegangen wird, was Betroffene bereit sind, von sich und ihren Problemen preis zu geben.

Ergänzend erscheint auch der Faktor Offenheit von Bedeutung. Verminderte Werte deuten auf eine geringere Bereitschaft hin, sich auf Neues einzulassen und sich aus eigenem Antrieb auf die Suche nach neuen Erfahrungen zu begeben. In der Praxis ist es wichtig, Betroffene behutsam an Bereiche des Offline-Lebens heranzuführen, mit denen sie bislang nur wenige Berührungspunkte hatten, um den Weg für neue Lernerfahrungen zu ebnen. Dies können schon ganz kleine Sachen sein, wie beispielsweise für den Kauf neuer Kleidung ein Geschäft zu betreten, anstatt eine anonyme Onlinebestellung aufzugeben oder sich wieder Gedanken zu machen, welche Freizeitaktivitäten man eigentlich schon lange hatte ausprobieren wollen, sich aber bislang nicht wirklich traute. Ohnehin stellt der Aufbau neuer Aktivitäten oder die erneute Heranführung an aufgegebene Tätigkeiten einen wesentlichen Bestandteil der Behandlung von Internetnutzungsstörungen dar. Die geringe Ausprägung von Offenheit erleichtert diesen Anspruch nicht unbedingt, weswegen auch hier ein behutsames Vorgehen angeraten ist.

Eine geringe Ausprägung von Offenheit konnte nicht durchgängig nachgewiesen werden, was jedoch daran liegen könnte, dass sich dieser Faktor womöglich erst im Verlauf der Suchtsymptome verändert. Nach aktuellem Stand der Forschung ist davon auszugehen, dass Persönlichkeitsmerkmale mit steigendem Lebensalter Reifungsprozessen unterworfen sind. Diese sind als normative und damit funktionale Veränderungen zu verstehen. Ähnlich wie bereits für andere psychische Erkrankungen nachgewiesen (z. B. Alkoholabhängigkeit und Glücksspielstörung; Hicks et al. 2011; Müller et al. 2017a) ist bei Internetnutzungsstörungen anzunehmen, dass die Psychopathologie die Persönlichkeitsreifung hemmt. Hierin könnte ein wesentlicher Grund dafür liegen, dass auch im weiteren Verlauf keine funktionale Anpassung des Individuums an die psychosoziale Umwelt erfolgt und das Suchtverhalten aufrechterhalten wird. Diese Annahme ist nicht nur von akademischem Wert, zeigt die klinisch-psychologische Forschung doch, dass dysfunktionale Persönlichkeitsmerkale durch gezieltes Kontingenzmanagement im Sinne einer Bottom-Up-Modifikation verändert werden können, sich therapeutisch also innerhalb gewisser Grenzen Reifungsprozesse aufholen lassen (z. B. Roberts et al. 2017; Magidson et al. 2014).

In jedem Fall wird bereits hier deutlich, dass die Suchtentwicklung nicht statisch verläuft, sondern dass wir es mit dynamischen Prozessen zu tun haben, sich einzelne Faktoren also wechselseitig beeinflussen. In InPrIS werden diese Dynamiken über verschiedene Rückkopplungsschleifen und Teufelskreise abgebildet. In einem ersten Prozess, der »kritischen Gewöhnungsphase« erfolgt der Aufbau von Nutzungsgewohnheiten, welche durch klassische und operante Konditionierungsprozesse angestoßen werden. Personen mit den vorgenannten Prädispositionen machen die Erfahrung, dass die spezifischen Charakteristiken des Online-Spiels oder der sozialen Netzwerke in besonderem Maße ihren Bedürfnissen entgegenkommen. Ein sozial unsicherer Mensch wird beispielsweise lernen, dass es ihm oder ihr leichter fällt, im virtuellen Kontakt auf andere Menschen zu zugehen oder sich diesen schneller anzuvertrauen. Eine Person, die Schwierigkeiten hat, Erfolge im offline Leben zu erzielen oder wahrzunehmen, wird im Online-Spiel eine eindeutigere Rückmeldung erreichter Leistungen erhalten (bspw. über Scores, Ranglistenplätze oder das Feedback der Mitspielenden). Die einzelnen Lernerfahrungen können natürlich individuell sehr unterschiedlich ausfallen; wichtig ist, dass auf impliziter Ebene gelernt wird, dass über das Internetverhalten eine schnelle und vergleichsweise wenig aufwändige Bedürfnisbefriedigung erreichbar ist (positive Verstärkung), sodass dem Verhalten eine erhöhte Anreizmotivation beigemessen wird.

Weiter wird angenommen, dass Personen mit den vorgenannten Prädispositionen mit einer höheren Wahrscheinlichkeit Anpassungsprobleme an ihre Umwelt erleben bzw. häufiger mit Stressoren konfrontiert werden oder vergleichsweise mehr Erlebnisse als stressreich bewerten. Eine negative Verstärkung erfolgt entsprechend, wenn das Individuum die Erfahrung macht, dass über das Nutzungsverhalten Stressbelastung reduziert und damit einhergehende negative Affekte reguliert werden können. Unter dem Begriff »medienfokussiertes« Coping wird entsprechend eine vermeidende Stressbewältigungsstrategie verstanden, die eng mit spezifischen Nutzungs-Wirkungserwartungen (Konsequenzerwartungen), welche wiederum als implizit aktive Nutzungsmotive verhaltenssteuernde Funktion einnehmen. Über die Verstetigung dieser Nutzungs-Wirkungserwartungen erfährt das Verhalten eine individuelle Funktionalität, welche im Sinne der Klärung im therapeutischen Kontext identifiziert werden sollte. Vergleichsweise häufig setzt sich diese Funktionalität aus einem oder mehreren der folgenden Dimensionen zusammen:

1. Regulation aversiver Affekte
2. Überwindung sozialer Gehemmtheit
3. Ausblenden belastender Kognitionen (immersive Vermeidung)

Parallel werden dysfunktionale Grundannahmen aufgebaut, welche sich im Verlauf verfestigen. Hierzu zählen auch störungsspezifische kognitive Verzerrungen, wie Generalisierungen (»nur online kann ich mich wirklich ausleben«) oder Katastrophisieren (»wenn ich mich auf etwas Neues einlasse, werde ich wieder scheitern«). Bei einer ausbleibenden Falsifizierung der sich verfestigenden dysfunktionalen Grundannahmen durch positive Erfahrungen in der offline Welt, nimmt das Nutzungsverhalten stetig mehr Raum im Leben Betroffener ein und erfährt zusehends einen höheren subjektiven Stellenwert (»Nur online kann ich mich wirklich ausleben«). Mit steigender Nutzungszeit beginnen sich auch auf neuropsychologischer Ebene erste Symptome einer Suchterkrankung zu entwickeln, wie etwa die Sensitivierung des Belohnungssystems und eine damit einhergehende selektive Ausschüttung von Dopamin und ein Auftreten von Craving durch konditionierte Reize, die nun einen Signalwert erhalten. Auch Kontrollverlusterlebnisse beginnen häufiger zu werden. Durch den verstärkten Rückzug in den virtuellen Raum stehen weniger Ressourcen für alternative Tätigkeiten (Leistungen in der Schule oder dem Arbeitsplatz, direkter sozialer Austausch, Entwicklung neuer Interessen etc.) zur Verfügung, sowohl in zeitlicher als auch motivationaler Hinsicht. Belohnende Erfahrungen in der offline Umwelt werden dadurch unwahrscheinlicher. Stattdessen erhöht sich die Auftretenswahrscheinlichkeit weiterer, mit dem Konsum in Zusammenhang stehender negativer Folgen (z. B. zunehmende soziale Isolation, Probleme in der Schule oder am Arbeitsplatz, körperliche Beschwerden durch zu wenig Schlaf oder Bewegungsmangel), welche wiederum im Sinne des medienfokussierten Copings mit einer intensivierten Internetnutzung beantwortet werden und dysfunktionale Kognitionen weiter verstärken. Hierdurch schließt sich der zweite Teufelskreis, der im weiteren Verlauf das Suchtverhalten wesentlich aufrechterhält.

Als ergänzendes Element erhält InPrIS Annahmen zur Veränderung des psychischen Wohlbefindens (well-being). Hierüber soll eine Erklärung angeboten werden, warum trotz der erlebten Bedürfnisbefriedigung über die Onlineaktivität Betroffene nicht nur Leidensdruck entwickeln, sondern sich auch eine Veränderungsmotivation entwickeln. Hintergrund ist die Annahme, dass das Onlineverhalten zwar kurzfristig basale Bedürfnisse befriedigt, mittel- und langfristig jedoch eine rein technologievermittelte Erfahrung nicht alle Qualitäten realer Erlebnisse erfüllen kann. Z. B. mag der Austausch mit anderen Menschen über soziale Medien unser Affiliationsbedürfnis zwar kurzfristig stillen, jedoch sind es zusätzliche Erfahrungen, wie implizite Kommunikationssignale und physische Nähe langfristig notwendig, die ein dauerhaftes Gefühl von Zugehörigkeit und Intimität erzeugen. Dementsprechend geht das Modell davon aus, dass in Sachen well-being eine gegenläufige Bewegung auftritt: Während das Offline-well-being kontinuierlich abnimmt, steigert sich das Online-well-being bis zu dem Punkt, an dem Betroffene das oftmals unbestimmte Gefühl entwickeln, »dass etwas fehlt« (eine häufige Aussage in Erstgesprächen). In der Behandlung gilt es, dieses vage Gefühl, dass oft zunächst gar nicht konkreter von Betroffenen benannt werden kann, stärker heraus zu arbeiten und ihm ein Gesicht zu verleihen. Dies stellt einen entscheidenden Schritt dazu dar, übergeordnete Therapieziele zu formulieren und eine überdauernde Veränderungsmotivation zu etablieren.

In der Praxis wird man allerdings sehr oft mit einer ausgeprägten Ambivalenz der Betroffenen hinsichtlich einer Verhaltensänderung konfrontiert sein. Diese ist typischerweise zu Behandlungsbeginn besonders hoch, jedoch sollte man darauf vorbereitet sein, dass sie auch immer wieder während des Interventionsprozesses auftritt. Behandelnde sollten diesen Effekt nicht auf einen mangelnden Erfolg der Intervention zurückführen, sondern ihn als fixen Bestandteil des Störungsgeschehens annehmen und entsprechend therapeutisch aufgreifen (bspw. spiegeln). Da es sich hierbei um einen essenziellen Schritt in der therapeutischen Arbeit handelt, wird – abgeleitet aus dem InPrIS-Modell – auf diesen Punkt noch näher eingegangen werden.

2.3.1 Einige Bemerkungen zur praktischen Brauchbarkeit des Modells

Grundsätzlich ist unser Ansinnen mit diesem Modell sowohl für therapeutisch oder beratend arbeitenden Kollegen als auch für Betroffene einen Bezugsrahmen zu schaffen, der Phänomene, die mit dem Störungsbild einer Internetnutzungsstörung in Zusammenhang stehen und immer wieder auftreten für beide Seiten ein Stück weit erklärbar machen soll. Dies betrifft verschiedene Punkte der therapeutischen Allianz:

Seien Sie nicht irritiert, wenn sich Betroffene nur schleppend öffnen. Für Patienten stellt es schon einen unglaublichen Schritt dar, dass sie sich überhaupt in den Kontakt mit Ihnen trauen. Zu erwarten, dass sogleich ein umfassender Einblick in die Gefühlswelt der Patienten erfolgen wird, wäre utopisch. Geben Sie sich und den Betroffenen Zeit, lassen Sie Spielraum und versuchen Sie zu vermitteln, dass sie nicht nur einen hilfreichen, sondern zunächst vor allem einen sicheren Hafen angesteuert haben.

Verzagen Sie nicht, wenn Patienten berichten, dass sie keine Fortschritte sehen. Fortschritte werden in der Regel vorhanden sein, jedoch werden sie nicht so von den Betroffenen wahrgenommen. Helfen Sie ihnen dabei, den Fokus zu verschieben und für sich endlich anzuerkennen, was sie schon geleistet haben.

Sehen Sie es Patienten nach, wenn Dinge vergessen oder anders umgesetzt werden, als Sie es im Sinn hatten. Seien Sie nicht frustriert und fühlen Sie sich noch weniger missachtet. Betroffene haben es schwer, Dinge zu organisieren und zu meistern. Versuchen Sie, möglichst kleinschrittig dabei zu helfen, Dinge zu strukturieren und zu organisieren. Hier hilft die Verhaltenstherapie schon per se über die zahlreichen Protokolle und Arbeitsblätter, die von Betroffenen in der Regel dankbar angenommen werden und ihnen zuvor verschlossene Erkenntnisse bieten können.

Lösen Sie kognitive Verzerrungen auf, beantworten Sie diese am besten auch für sich selbst: Warum lohnt es sich, mit anderen Menschen nicht nur per Text- oder Voice-Chat zu kommunizieren? Warum sollte man nicht auch offline bestimmte Endgegner bezwingen können? Wieso ist es riskanter, offline Entscheidungen zu treffen als online?

Agieren Sie nach den Grundprinzipien des Motivational Interviewing mit Betroffenen. Respektieren Sie, dass für Patienten ihr Online-Universum einen Heimathafen darstellt, der Sicherheit, oft auch Geborgenheit und Struktur bietet. Stellen sie dies nicht grundsätzlich infrage, sondern lediglich hinsichtlich der Nachhaltigkeit für das Wohlergehen der Patienten. Versuchen Sie, Interesse zu erwecken, Interesse für die Möglichkeiten der Offline-Welt und deren Versprechungen, die womöglich jene der virtuellen Welt übertreffen können.

Unserer Erfahrung nach machen sich Betroffene viele Gedanken darüber, warum ausgerechnet bei ihnen das Nutzungsverhalten so aus dem Ruder gelaufen ist und warum es ihnen so schwer fällt, die Kontrolle darüber auszuüben. Das Bedürfnis nach Klärung ist also hoch. Mit InPrIS kann man nicht unbedingt alle individuellen Verläufe restlos klären, jeder Patient ist einzigartig. Aber es bietet doch eine solide »Blaupause« für viele Vorgänge und Dynamiken, die mit diesem speziellen Störungsbild in Zusammenhang stehen. Als solche kann es gute Dienste leisten und wenn sich im Einzelfall herausstellt, dass sich Punkte ergänzen lassen oder einzelne Annahmen nicht zutreffen, ist das ein gutes Zeichen dafür, dass das therapeutische Zusammenarbeiten konstruktiv wirkt.

2.4 Kasuistik eines Patienten der Mainzer Ambulanz für Spielsucht

Die theoretischen Vorüberlegungen sollen nun anhand einer Kasuistik aus dem Patientenklientel der Ambulanz für Spielsucht qualitativ unterfüttert und veranschaulicht werden. Exemplarisch werden die typische Erlebniswelt und Problematik eines von Computerspielsucht Betroffenen skizziert.

> Ein 26-jähriger Student der Naturwissenschaften suchte die Ambulanz für Spielsucht eigenmotiviert auf, um eine vermutete Abhängigkeit von Online-Spielen diagnostisch abklären zu lassen. Im Verlauf des diagnostischen Erstgesprächs stellte sich heraus, dass er bereits das Ende der Regelstudienzeit erreicht hatte, ein Abschluss seines Studiums jedoch noch nicht absehbar war. Der Patient berichtete, wiederholt Termine für die Anmeldung zu Zwischenprüfungen und für den Abschluss relevanter Praktika versäumt zu haben. Auch sei es vermehrt vorgekommen, dass er dringende Anträge zur weiteren BAföG-Bewilligung nicht

fristgerecht habe einreichen können, weswegen er des Öfteren mit finanziellen Engpässen zu kämpfen hatte. Als Grund für diese Versäumnisse gab der Patient eine grundsätzliche Tendenz zur »Schlampigkeit« an, zu welcher sich in jüngster Zeit ein verstärkter Rückzug in den häuslichen Bereich, begleitet von einem zunehmend stärker werdenden Drang, sich mit Computerspielen zu beschäftigen, gesellt habe. Es habe Tage gegeben, an denen er direkt nach dem Aufstehen ein solches Spiel begonnen habe und den PC erst weit nach Mitternacht ausgeschaltet habe. Die Zeit dazwischen sei ihm förmlich »abhandengekommen«. Das Wissen, an diesen Tagen rechtzeitig zu Vorlesungen erscheinen zu müssen, habe ihn in seinem Spieldrang immer weniger behindert. Er habe sich eingeredet, wenn er schon die erste Veranstaltung verpasst habe, würde es sich nicht mehr lohnen, an diesem Tag überhaupt noch den Weg zur Universität anzutreten. Einzig der Wechsel des Tageslichts habe dafür gesorgt, dass er aufgrund seines Verharrens in der Wohnung ein schlechtes Gewissen bekam, jedoch habe auch dieses im Laufe der Zeit nachgelassen.

Zu seiner aktuellen Lebenssituation berichtete er, dass er allein wohne, sich seine sozialen Kontakte zuletzt immer stärker reduziert hätten, die Fernbeziehung zu seiner Freundin jedoch nach wie vor vorhanden sei. Der Patient beschrieb, sich zuletzt selbst oft nicht mehr wiedererkannt zu haben und betonte vor allem seine Befürchtungen, den Bezug zu seinem Studium und damit zu seiner zukünftigen beruflichen Existenz nicht mehr halten zu können, sollte das Computerspielen seinen Lebensalltag weiterhin in diesem extremen Ausmaß bestimmen.

Die Analyse der diagnostischen Fragebögen erbrachte, dass

- von der Manifestation eines computerspielsüchtigen Verhaltens ausgegangen werden konnte
- der Patient eher introvertierte Züge aufwies und sich im Rahmen sozialer Kontakte generell als gehemmt einstufte
- erhöhte Werte bezüglich Depressivität bzw. negativer Affektivität feststellbar waren
- das Computerspielen als eine Art dysfunktionalen Copings im Sinne einer maladaptiv-vermeidenden Stressbewältigungsstrategie eingesetzt wurde

Im Laufe der therapeutischen Einzelsitzungen stellte sich heraus, dass der Patient bereits als Kind eine ausgeprägte Affinität zu Computer- und Konsolenspielen aufwies. Diese führte er hauptsächlich darauf zurück, dass sich seine Eltern frühzeitig haben scheiden lassen, seine Mutter daraufhin eine Vollzeitbeschäftigung angenommen hatte und er sich über weite Strecken des Tages eigenverantwortlich hatte beschäftigen müssen. Seiner Mutter sei seine ausgeprägte Vorliebe für Computerspiele zwar aufgefallen, jedoch ohne dass dies zu Konflikten geführt habe. Seiner Einschätzung nach, habe es der Mutter eher Arbeit abgenommen zu wissen, dass sich ihr Kind auch ohne sie zu beschäftigen vermochte. Computerspiele hätten den Patienten von da an durch sämtliche Entwicklungsstufen begleitet, ohne dass es zu einem bemerkenswerten schulischen Leistungseinbruch oder einem extremen sozialen Rückzug gekommen wäre.

Wiewohl der Patient angab, aufgrund seines eher introvertierten Wesens nie einen großen Freundeskreis unterhalten zu haben, gestand er doch ein, dass dieser nie zuvor derart klein gewesen wäre wie zum aktuellen Zeitpunkt.

Befragt zu seinem momentanen Computerspielverhalten berichtete der Patient, kein spezielles Lieblingsspiel zu haben, jedoch vorwiegend Onlinerollenspiele und Aufbaustrategiespiele zu nutzen. Ihn Reize an diesen Spielen, dass sie ihn geistig forderten und man sich in Details verlieren könne. Dass man sich zudem mit anderen Spielern in unterschiedlichster Form direkt auseinandersetzen könne, stelle einen zusätzlichen Reiz dar. Im Laufe der Jahre habe er zudem eine ansehnliche Sammlung aller möglichen, hauptsächlich älteren Spiele, zusammengetragen, welche er je nach Stimmung abwechselnd spielen würde. Zum Stichwort »Stimmung« bemerkt der junge Mann, sich auffallend häufig in einer melancholisch-nostalgischen Grundstimmung zu befinden. Spiele aus seiner Kindheit würden ihm in gewissen Momenten helfen, das Aufwallen solch sentimentaler Gedanken in Grenzen zu halten. Daneben schilderte der Patient, sich häufig darüber Gedanken zu machen, was das Leben für ihn bereithalte. Oft fühle er sich überfordert, wenn er daran dachte, was alles seinen Weg beeinflussen könnte und welche weitreichenden Entscheidungen er für sich zu treffen habe, um ein glückliches Leben führen zu können. »Spiele haben immer ein Happy End.«, so das Fazit, dass der junge Mann nach einigen Augenblicken des Grübelns zog.

In den anschließenden Sitzungen ergab sich, gemäß der getroffenen Abstinenzvereinbarung während der Zeit der therapeutischen Intervention, dass sich eine Verschiebung des internetbezogenen Problemverhaltens in Richtung anderer Onlineangebote vollzog. Anstelle der Onlinerollenspielwelten wurden vom Patienten nunmehr vermehrt Videoportale aufgesucht und darüber hinaus erhebliche Zeit in die Recherche wenig relevanter Informationen investiert. Auch wenn also nicht gespielt wurde, verlor sich der Betroffene doch nach wie vor in der, wie er es ausdrückte, »Unendlichkeit der virtuellen Möglichkeiten«, wodurch die zuvor angeführten negativen Konsequenzen weitestgehend bestehen blieben. Es trat deutlich zutage, dass der Patient es zwar geschafft hatte, das primärsüchtige Verhalten in den Hintergrund zu stellen. Allerdings wurde das Internet in seiner Bandbreite an Offerten nach wie vor dazu missbraucht, als Gegenstand dysfunktionaler Stressverarbeitung zu dienen. Den vermuteten defizitären Umgang mit Belastungen des täglichen Lebens bzw. der misslungenen Etablierung und Aufrechterhaltung einer Alltagsroutine bestätigte der Patient, indem er anführte, dass er durch die vielfältigen Onlineangebote nach wie vor von einer geregelten Tagesstruktur abgehalten werde.

3 Strategisch-therapeutisches Vorgehen bei Computerspiel- und Internetsucht

Analog zu der kognitiv-verhaltenstherapeutischen Behandlung anderer psychischer Erkrankungen gliedert sich die Therapie bei Computerspiel- und Internetsucht in vier Phasen, welche schematisch in Tabelle 3.1 aufgezeigt und im Folgenden näher erläutert werden. Nach eingehender Diagnostik folgt eine Phase der Psychoedukation und Motivation. Im Anschluss findet die eigentliche Interventionsphase statt, in der konkrete Verhaltensänderungen angestrebt werden. Zuletzt erfolgt eine Transfer- und Stabilisierungsphase, um das Gelernte langfristig in den Alltag zu integrieren und Rückfällen vorzubeugen.

Tab. 3.1: Die vier Phasen der kognitiv-behavioralen Therapie von Computerspiel- und Internetsucht

1. Phase: Diagnostik	**2. Phase: Motivation und Psychoedukation**	**3. Phase: Intervention**	**4. Phase: Transfer und Stabilisierung**
	Arbeitsschritte		
Diagnostik bzgl. Computerspiel- und Internetsucht sowie ggf. Komorbiditäten	Störungsspezifische Psychoedukation	Problem- und Verhaltensanalysen (Wochenprotokolle)	Rückfallprophylaxe
Sucht- und biografische Anamnese	Schwerpunkt: Vermittlung eines (individuellen) biopsychosozialen Erklärungsmodells	Vermittlung funktionaler Problem- und Stressbewältigungsfähigkeiten	Reflexion der Therapieerfolge
Problem- und Verhaltensanalyse	Diskussion der angestrebten Veränderungsziele	Aufbau sozialer Kompetenzen	
Zielklärung	Ableitung der therapeutischen Interventionen	Expositionsbehandlung	

Bevor die Inhalte des Therapiekonzepts vorgestellt werden, soll kurz auf die Ergebnisse einer randomisierten klinischen Studie eingegangen werden. In dieser wurde die Wirksamkeit des Konzepts unter Beachtung aller methodischen Qualitätsmerkmale wissenschaftlich untersucht.

3.1 Wirksamkeitsüberprüfung des Therapiekonzepts in einer ersten randomisierten klinischen Studie

Eine große Wissenslücke besteht derzeit noch hinsichtlich der Frage nach der Wirksamkeit psychotherapeutischer Interventionen zur Behandlung von Internetnutzungsstörungen. King et al. (2011, 2017) veröffentlichten zwei systematische Übersichtsarbeiten in welchen sie alle klinischen Studien zur Überprüfung der Therapiewirksamkeit evaluierten. Die Autoren kommen zu dem Schluss, dass die derzeitige empirische Basis zu dürftig ist, um belastbare Aussagen zu treffen. Insbesondere die erheblichen methodischen Mängel bisher veröffentlichter Studien stelle in diesem Zusammenhang ein Problem dar.

Um erste fundierte Kenntnisse zu dieser fraglos äußerst relevanten Frage zu erlangen, registrierte die Arbeitsgruppe um Wölfling mit STICA (Short-term Treatment for Internet and Computer game Addiction) eine randomisierte und kontrollierte klinische Studie (sog. RCT-Studie; randomized-controlled trial; Jäger et al. 2012), deren Ergebnisse im Jahre 2019 veröffentlicht wurden (Wölfling et al. 2019). STICA ist dabei lediglich das für derartige Studien notwendige Akronym – es steht also stellvertretend für das in diesem Buch vorgestellte Therapiemanual. Unter Berücksichtigung der methodischen Richtlinien zur Durchführung solcher klinischer Studien gelang es, die von King et al. (2011, 2017) identifizierten methodischen Schwächen bisheriger Studien auszugleichen und eine umfassende Evaluation der Wirksamkeit des hier vorgestellten Therapiekonzepts zu realisieren. In der Studie wurden insgesamt 143 männliche Patienten eingeschlossen, welche per Zufall auf zwei Gruppen verteilt (randomisiert) wurden, eine Interventionsgruppe, die umgehend die hier vorgestellte Behandlung erhielt und eine Wartekontrollgruppe. Letztere Patienten erhielten ebenfalls die gleiche Behandlung, jedoch erst nach einer dreimonatigen Wartezeit. Die Studie wurde an verschiedenen Standorten durchgeführt. Die Ambulanz für Spielsucht der Psychosomatischen Klinik der Universitätsmedizin Mainz stellte das Hauptzentrum dar und koordinierte die angeschlossenen Zentren (ZI Mannheim, Universitätsklinikum Tübingen und Anton Proksch Institut Wien). Neben den Symptomen einer Internetnutzungsstörung wurde eine Reihe weiterer Variablen erhoben, die mit dem Störungsbild in engem Zusammenhang stehen, etwa depressive Symptome, Ausmaß der Konzentrationsfähigkeit, Lebensqualität, Kompetenzerwartung und das psychosoziale Funktionsniveau. Natürlich wurden ebenso zusätzlich bestehende komorbide psychische Störungen erfasst und deren Einfluss berücksichtigt. Diese Indikatoren wurden vor Behandlungsbeginn, unmittelbar danach und in Form einer sechsmonatigen Katamnese standardisiert erhoben. Wichtig ist auch, dass der gesamte Ablauf der Studie sowie die Erhebung der Zielgrößen und deren Auswertung von dritter Seite kontrolliert wurden; es wurde also ein externes Monitoring durchgeführt.

Die Ergebnisse der Studie zeigten, dass über die hier vorgestellte Behandlung ein hoher Therapieerfolg erzielt werden kann, sowohl hinsichtlich der Symptome der

Internetnutzungsstörungen als auch damit verbundener Symptome und Beschwerden. Unmittelbar nach dem Therapieende wiesen etwa 70 % der Patienten keine Symptome einer Internetnutzungsstörung mehr auf; diese Effekte blieben auch sechs Monate nach Therapieende stabil. Auch die gefundenen Effektstärken, ein wichtiges statistisches Maß gerade bei klinischen Studien, fielen hoch aus (unmittelbar nach der Therapie: $d = 1.63$). Darüber hinaus konnte durch die Behandlung nicht nur eine Symptomfreiheit erreicht werden, auch andere zentrale Indikatoren, wie das psychosoziale Funktionsniveau und die subjektiv erlebte Lebensqualität erfuhren eine signifikante Steigerung. Umgekehrt gab es eine statistisch signifikante Abnahme in weiteren Belastungen, wie etwa depressiven Symptomen. Eine weiterführende Auswertung der Daten zeigte zudem, dass das Behandlungskonzept sowohl bei Patienten mit einer Störung durch Computerspielen als auch Patienten mit anderen Formen der Internetnutzungsstörung Wirkung zeigt. Insgesamt konnte mit dieser bis dato einzigartigen Studie also demonstriert werden, dass das hier vorgestellte Behandlungskonzept hochwirksam ist. Natürlich bleiben dennoch Fragen offen, insbesondere, in wie weit die gefundenen Effekte auch bei betroffenen Frauen stabil bleiben und in wie weit sich die Therapieeffekte auch über einen langfristigen Zeitraum halten. Weiterer Forschungsbedarf ist in jedem Fall gegeben.

3.2 Diagnostik

Die diagnostische Phase dient der Abklärung der Diagnose Computerspiel- und Internetsucht sowie vorliegender psychischer und physischer Komorbiditäten. Unter Umständen ist eine psychiatrische Differenzialdiagnostik zu leisten. Gemeinsam mit dem Patienten wird eine ausführliche Problem- und Verhaltensanalyse erstellt, die neben den auslösenden Stimuli die Reaktion auf kognitiver, emotionaler, physiologischer und Verhaltensebene sowie die kurz- und langfristigen Konsequenzen und damit aufrechterhaltende Bedingungen des Problemverhaltens beschreibt. Weiterhin werden biografische Bezüge, die mit dem Problemverhalten in Verbindung stehen, erörtert sowie erste Rückschlüsse auf die Funktionalität des Problemverhaltens (z. B. Stressvermeidung, Bewältigung negativer Gefühle, Aggressionsabfuhr) gezogen. Es sei daran erinnert, dass auch die Abklärung psychosozialer Ressourcen ein wesentlicher Bestandteil der diagnostischen Phase darstellt. Diese können sich auf die gegenwärtige Lebenssituation beziehen (z. B. Bestehen einer Partnerschaft, berufliche oder schulische Anbindung, Interessen und Aktivitäten etc.), können aber auch vergangene Lebensphasen einschließen. So lässt sich die biografische Anamnese gut durch einen Blickwinkel der positiven Psychologie ergänzen: Relevante Leitfragen könnten hier lauten: In welchen Lebensphasen war etwa eine merkliche Abnahme der Internetnutzungszeiten beobachtbar? Welche Umstände kennzeichneten die damalige Lebensphase? Und wie verhielt es sich in diesem Zusammenhang mit der empfundenen Lebensqualität?

3.3 Motivation und Zielvereinbarung

Wie bei vielen anderen Abhängigkeitserkrankungen sind auch bei Internetnutzungsstörungen die Behandlungs- und Veränderungsmotivation Schlüsselelemente für eine erfolgreiche Intervention. Die klinische Erfahrung zeigt, dass bei Betroffenen vor dem Erstkontakt mit Hilfeeinrichtungen lange Zeit keine ausgeprägte Problemeinsicht vorhanden ist. Das Verhalten wird als ich-synton erlebt und wird von störungsspezifischen kognitiven Verzerrungen begleitet, wie etwa Kontrollillusionen, Bagatellisierung und Externalisierungen. In vielen Fällen suchen Patienten dementsprechend erst spät aktiv nach Auswegen, wodurch zur Zeit des therapeutischen Erstkontakts häufig eine hohe Chronifizierung der Verhaltenssucht festgestellt werden muss und wichtige psychosoziale Ressourcen versiegt sind.

Neben der Therapiemotivation stellt die Veränderungsmotivation eine besondere Hürde in der Behandlung dar. Veränderungen werden seitens Betroffener oft als ausgesprochen aversiv besetzt erlebt und gehen mit der Aktivierung von kognitiven Vermeidungsschemata einher. Hinzu kommt, dass Patientinnen und Patienten meist Defizite in der Selbstwirksamkeitserwartung aufweisen und darüber hinaus spezifische Persönlichkeitsmerkmale (geringe Gewissenhaftigkeit; hoher Neurotizismus) die Planung und Einleitung von Veränderungsprozessen erschweren. Abbildung 3.1, welche auch im Patientenkontakt als psychoedukatives Element genutzt werden kann, veranschaulicht die beschriebenen Zusammenhänge.

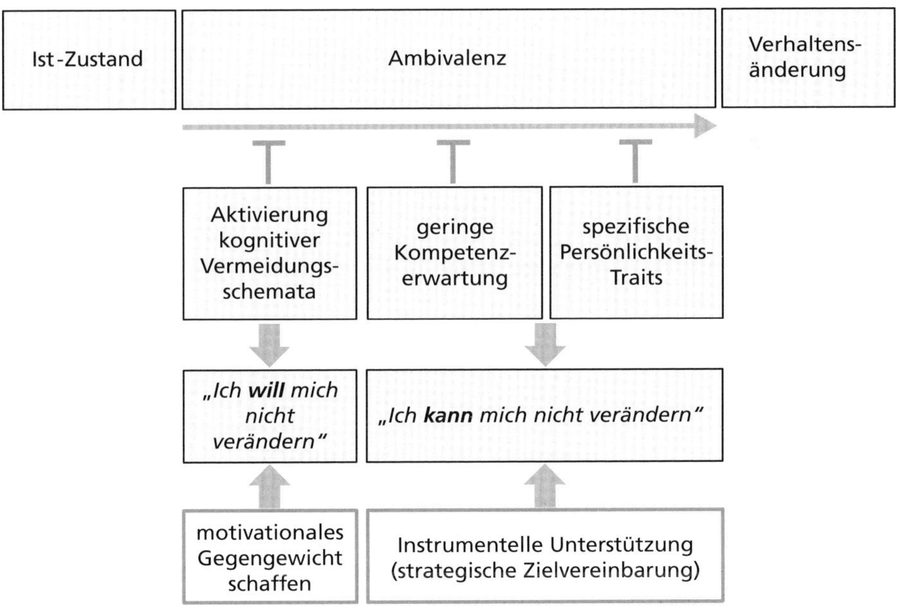

Abb. 3.1: »Barrieren der Veränderungsmotivation bei Internetnutzungsstörungen»

Im Erstkontakt kommt es darauf an, ein motivationales Gegengewicht zu den genannten Vermeidungsschemata herzustellen, bevor überhaupt Veränderungsziele identifiziert oder deren Umsetzung besprochen werden können. Gerade in der Phase der ersten Kontakte ist die Gefahr groß, dass die Vermeidungsschemata Überhand gewinnen und zu einem Therapieabbruch führen. Ein Weg zur Motivationsförderung stellt das bewährte Motivational Interviewing dar, dem eine gute Wirksamkeit beizumessen ist (Burke et al. 2004). Zusätzlich eignen sich Bausteine aus der Motivational Enhancement Therapie (z. B. Miller 2000). Durch das Gewichten von positiv besetzten und persönlich als relevant erlebten Zielen, die im Widerspruch zu einer Fortführung des Problemverhaltens stehen, wird versucht, ein motivationales Ungleichgewicht herzustellen. Über schriftlich auszuarbeitende Entscheidungsbilanzen (Vorteile vs. Nachteile des Suchtverhaltens sowie Vor- und Nachteile einer Verhaltensänderung) können dissonante Beziehungen verdeutlicht werden.

Die sich anschließende Zielformulierung sollte klar strukturiert sein. Es empfiehlt sich eine Orientierung an der SMART-Systematik. Ziele sollten also spezifisch (specific), in der Umsetzung messbar (measurable), inhaltlich attraktiv (attractive), erreichbar (realistic) und zeitlich absehbar (time bound) definiert sein. Um bei Betroffenen Gefühle der Frustration zu vermeiden, sollten neben übergeordneten (distalen) Zielen auch Nahziele (proximale) formuliert werden und deren Umsetzung kleinschrittig geplant werden. Hierzu eignen sich Prinzipien der (1) Handlungsplanung (Wann starte ich? Wie starte ich? Was unternehme ich bei unvorhergesehenen Schwierigkeiten?) und des (2) Handlungsmonitorings (Wie ist der Grad der Zielerreichung? Woran merke ich, dass ich Fortschritte mache?).

Obgleich die klinische Erfahrung zeigt, dass einzelne Therapieziele inhaltlich unterschiedlich ausfallen können, stellt bei der Behandlung von Internetnutzungsstörungen selbstverständlich die Modifikation des Nutzungsverhaltens ein Hauptziel dar. Da es sich bei Internetnutzungsstörungen um eine Abhängigkeitserkrankung handelt, stellt sich naturgemäß die Frage nach der Abstinenz. Doch was bedeutet der Abstinenzbegriff im Zusammenhang mit dem Internet? Wie beschrieben, ist es nicht das Internet an sich, das zu einem abhängigen Verhalten führen kann; der von Betroffenen erlebte Kontrollverlust vollzieht sich vielmehr hinsichtlich einzelner Onlineaktivitäten, wie Online-Computerspiele, Social Media oder Onlinepornografie etc.), wohingegen die Nutzung anderer Internetangebote durchaus funktional und kontrolliert erfolgen kann. In der Diagnostik ist es also wichtig, den Subtyp der Internetnutzungsstörung zu identifizieren und diesbezüglich eine bereichsspezifische Abstinenzvereinbarung (z. B. ausschließlich gegenüber der Nutzung bestimmter Online-Computerspiele) zu vereinbaren.

Betroffene äußern allerdings nicht selten den Wunsch nach einer lediglich reduzierten Nutzung. Dieser Wunsch nach kontrolliertem Konsum ist aus therapeutischer Sicht als schwierig zu bewerten, jedoch gibt es aus anderen Bereichen (z. B. Behandlung der Störung durch Glücksspielen) inzwischen Hinweise, dass es motivationsförderlich sein kann, die Abstinenzregel gerade zu Beginn der Therapie nicht allzu rigide auszulegen (z. B. Ladouceur et al. 2009). Stattdessen sollte Betroffenen die Möglichkeit geboten werden, über den therapeutischen Prozess hinweg eine eigene Haltung gegenüber der Weiterführung oder Beendigung des Nutzungsverhaltens zu entwickeln. In diesem Zusammenhang bieten sich gestaffelte Reduktionspläne an, für die ähnliche Regeln aufzustellen sind, wie bei der Ausarbeitung der übrigen individuellen Therapieziele.

Unter anderem um diesen Prozess des Hinterfragens der Haltung zur Nutzung zu animieren, sieht das hier vorgestellte Manual eine »temporäre Abstinenz« als Verhaltensexperiment vor. Etwa nach dem ersten Drittel der Behandlung werden die zuvor informierten Patienten angehalten, eine sechs Wochen andauernde weitgehende Abstinenz von jedweder Internetnutzung in der Freizeit einzuleiten. Diese ist unabhängig davon, ob sich die Patienten zuvor für eine Abstinenz oder eine Reduktion des Nutzungsverhaltens ausgesprochen haben und vollzieht sich unter therapeutischer Begleitung. Ein zentraler Gedanke, der hinter dieser Maßnahme steht, ist, dass Betroffene hierüber stärker mit intrapsychischen Aspekten der eigenen Person (z. B. bestimmte Affekte und Kognitionen) konfrontiert werden und diese nicht über die Internetnutzung regulieren. Weiter soll hierüber eine Motivationserhöhung erfolgen, sich aktiv mit den zuvor explorierten alternativen Freizeitaktivitäten zu befassen und hier tätig zu werden.

Auch wenn die vorgenannten Maßnahmen zur Motivationsförderung insbesondere zu Beginn der Behandlung angewandt werden sollten, scheint es sich doch zu lohnen, dieselben Elemente über den therapeutischen Prozess hinweg beizubehalten. Erste Studienergebnisse deuten darauf hin, dass hierüber nicht nur eine vertiefte Beschäftigung und Bewertung Betroffener mit den bereits erzielten Fortschritten befördert wird, sondern auch, dass hierdurch Abbruchraten verringert werden können (z. B. Melville et al. 2007).

3.4 Psychoedukation

Mittels Psychoedukation wird die Grundlage für die folgende Interventionsphase gelegt. Computerspiel- und Internetsucht wird als Suchterkrankung plausibler gemacht und erfährt hierdurch eine Neubewertung im Wertesystem der Patienten.

Ziel ist eine vertiefte Krankheitseinsicht der Patienten durch Wiedererkennungseffekte sowie gleichzeitig eine Distanzierung von den bisher als ich-synton wahrgenommenen Merkmalen (z. B. von dem starken Drang zu spielen/online zu sein oder auch von der Überzeugung, nur durch die Internetnutzung die eigenen Gefühle regulieren zu können) durch Perspektivwechsel auf die Meta-Ebene. Hierbei haben sich insbesondere störungsspezifische Informationen zur Entstehung und Aufrechterhaltung einer Computerspiel- und Internetsucht (Prädispositionen, Lernprozesse, Teufelskreise der Sucht) bewährt. Sie fördern das Verständnis der eigenen Motive, das dysfunktionale Verhalten auszuführen. Gleichzeitig zeigen sie Veränderungs- und therapeutische Interventionsmöglichkeiten auf. Der Patient sollte zum Ende der Psychoedukation eine Vorstellung davon haben, wie er eine Computerspiel- und Internetsucht entwickeln konnte sowie an welchen Punkten

Veränderungen zielführend sind und welche therapeutischen Unterstützungsmöglichkeiten es diesbezüglich gibt.

3.5 Interventionen zur Veränderung des Erlebens und Verhaltens

In der Interventionsphase liegt der Schwerpunkt der Therapie auf konkreten Verhaltens- und Erlebensveränderungen zur Durchbrechung der automatisiert ablaufenden Suchtprozesse. Ziel ist, mittels konkreter Veränderung von Verhaltensweisen und kognitiver Umstrukturierung das pathologische Mediennutzungsverhalten durch positive Erlebnis- und Verhaltensweisen in der realen Umwelt zu ersetzen.

Mittels detaillierter Verhaltens- und Problemanalysen zum Spiel-/Onlineverhalten und Selbstbeobachtung über Wochenprotokolle sollte ein präzises Verständnis der individuellen Auslöser und Motive des Spielens bzw. der Onlinenutzung vermittelt werden. Gleichzeitig soll eine Distanzierung von den automatisch ablaufenden Suchtprozessen mittels Mentalisierung erreicht werden. Es werden Strategien zum Umgang mit Spielverlangen auslösenden Situationen und Gefühlen erarbeitet sowie funktionale Problemlösefähigkeiten vermittelt, um medienfokussiertes Coping zu reduzieren. Hierbei spielen neben depressivem und angstbezogenem Rückzugsverhalten insbesondere die Besprechung von Prokrastinationstendenzen sowie Probleme in den Bereichen Motivation und Durchhaltevermögen eine wichtige Rolle. Weiterhin werden Möglichkeiten zur alternativen Freizeitgestaltung und zur Reaktivierung bzw. Aufnahme sozialer Kontakte besprochen. Hierbei kommen insbesondere Übungen zur Steigerung sozialer Kompetenz sowie die kognitive Arbeit mit selbstwertrelevanten Einstellungen und Grundannahmen zum Einsatz.

Das Ende der Interventionsphase bildet das Expositionstraining mittels Screenshots sowie ein damit eingeleitetes Abschiednehmen vom Avatar, PC-Spiel bzw. Onlineinhalt. Spätestens hier sollten die entsprechenden Accounts von den Patienten gelöscht werden.

3.6 Transfer und Stabilisierung

In der Transfer- und Stabilisierungsphase kommen aus der Suchttherapie entlehnte rückfallprophylaktische Überlegungen und Maßnahmen zum Einsatz. Hierbei geht es insbesondere um den Erhalt eines ausgewogenen Lebensstils, langfristige Zielplanung sowie das Erkennen von Warnhinweisen und dem Erstellen eines Notfallplans im Falle eines Rückfalls ins alte Spielmuster. Darüber hinaus werden mit den Patienten die Erfolge der Therapie reflektiert und die Fortführung hilfreicher Erfahrungen besprochen.

3.7 Art und Umfang der Therapie

Die vorgestellten Therapieinhalte wurden bisher erfolgreich bei der Behandlung unterschiedlicher Internetnutzungsstörungen im ambulanten Setting als Kombination von Einzel- und Gruppenpsychotherapie durchgeführt. Die Integration gruppentherapeutischer Elemente bietet sich bei der Behandlung dieser Klientel an, da mit der Erkrankung in der Regel ein sozialer Rückzug bis hin zur sozialen Isolation einhergeht. Die Gruppe bietet somit für viele der Patienten ein soziales Erfahrungs- und Übungsfeld abseits der virtuellen Welt, in dem sie sich, ihre Rollen und Kompetenzen in sozialen Gefügen und Prozessen (wieder-)entdecken und darauf aufbauend auf soziale Gegebenheiten außerhalb des Therapiekontextes übertragen können. Weiterhin kommt es über die Einbindung und Öffnung in der Gruppe und der damit einhergehenden Reduktion der singulären Krankheitsgeschichte zu einer Entlastung von Scham- und Schuldgefühlen.

Grundsätzlich können die Module jedoch auch in einer rein einzeltherapeutisch ausgelegten Behandlung angewandt werden. Die einzelnen vorgestellten Module lassen sich je nach individueller Symptombelastung und assoziierten Problemlagen auch selektiv einsetzen und variabel jeweils über 1–3 Sitzungen gestalten.

Die Dauer der Therapie ist abhängig von Schwere- und Chronifizierungsgrad der Störung, dem Ausmaß an sozialen Beeinträchtigungen sowie der vorliegenden Komorbidität. Aus unseren Erfahrungen bietet es sich an, eine eingehende Diagnostik im Einzelkontakt über fünf Sitzungen zu erheben. Die anschließende Motivationsarbeit sowie Psychoedukation, Intervention und Stabilisierung lassen sich gut im Gruppenkontext über 15–20 Sitzungen sowie begleitenden Einzelsitzungen. Es empfiehlt sich zusätzlich sechs bis acht Wochen nach Abschluss der regulären Behandlung eine sog. Booster-Session anzuberaumen. Diese dient der Beurteilung der Stabilität der erzielten Effekte, des Ausmaßes, in dem der Patient ohne therapeutische Begleitung die in der Behandlung erlernten Strategien in den Alltag zu integrieren vermochte, sowie einer abschließenden Diagnostik. Hier besteht weiter die Möglichkeit, auftretende Komplikationen, wie erneut aufwallendes Craving oder gar Rückfallepisoden und die Manifestation anderer Psychopathologien zu explorieren und ggf. Möglichkeiten einer Weiterbehandlung zu besprechen. Die Booster-Sessions sollten möglichst in Form einer Gruppensitzung sowie einer ergänzenden Einzelsitzung durchgeführt werden.

Bei einer rein einzeltherapeutisch ausgerichteten Therapie erscheint bei Vorliegen einer Internetnutzungsstörung ohne schwerwiegende begleitende Komplikationen und Komorbiditäten eine Kurzzeittherapie im Umfang von 25 Sitzungen ausreichend.

3.8 Weitere Problembereiche bei Internetnutzungsstörungen

In der Beratung und Therapie im Bereich Computerspiel- und Internetsucht wird oft deutlich, dass die Patienten große Schwierigkeiten zeigen, Anforderungen und Probleme im realen Leben anzugehen bzw. zu lösen. Anstehende Aufgaben werden immer weiter aufgeschoben und vermieden. Die Thematisierung der Prokrastinationstendenzen und die Vermittlung von konkreten Techniken zum Umgang mit Aufschiebeverhalten und Problemlösestrategien sowie eine Übertragung dieser Kompetenzen auf die realen Anforderungen und Probleme der Patienten im Alltagsleben sind daher häufig sinnvoll. Darüber hinaus kann auch ein explizites Training sozialer Kompetenzen indiziert sein, wenn die Patienten in diesem Bereich Defizite aufweisen, was häufig vorkommt. Die Themen Prokrastination, Aufbau von Problemlösefähigkeit und soziale Kompetenz werden daher in den nächsten Abschnitten ausführlicher erläutert.

3.8.1 Aufbau von Problemlösefähigkeiten

Als Zusatzmaterial vorhandene Arbeitsmaterialien

- Problemlöseschema nach D'Zurilla und Goldfried (1971)

Die Fähigkeit, reale Probleme aktiv anzugehen und konstruktiv an einer Lösung zu arbeiten, ist bei den meisten computerspiel-/onlinesüchtigen Patienten aufgrund ihres bevorzugten vermeidenden Copingstils eingeschränkt. Probleme werden entweder durch die exzessive Internetnutzung ausgeblendet oder aber Schritte zur aktiven Bewältigung zugunsten der Internetnutzung immer weiter aufgeschoben. Um die aktive Problemlösefähigkeit der Patienten zu stärken und damit die aktuelle Lebenssituation der Patienten zu verbessern, ist daher die Vermittlung von konkreten Strategien zur Problemlösung sehr wichtig. Hierbei kann auch auf die sehr gut ausgeprägte und trainierte Kompetenz der Computerspieler zurückgegriffen werden, die in der virtuellen Welt ihrer Spieler ständig damit konfrontiert sind, Aufgaben zu lösen und Schwierigkeiten zu bewältigen. So können die Patienten gut als Problemlöseexperten eingesetzt werden, indem die Frage »Wie gehen Sie eine Aufgabe/ein Problem im Spiel an, um eine gute Lösung zu finden?« ihre virtuelle Problemlösekompetenz anspricht. Meist liefern die Antworten der Patienten recht schnell das Problemlöseschema nach D'Zurilla und Goldfried (1971), das im Anschluss auf aktuelle Probleme im realen Leben der Patienten übertragen werden kann.

Das Problemlöseschema nach D'Zurilla und Goldfried (1971) unterscheidet fünf Problemlöseschritte:

1. Allgemeine Problemorientierung
2. Beschreiben des Problems
3. Erstellen von Bewältigungsalternativen
4. Treffen einer Entscheidung
5. Anwendung und Überprüfung

Die Patienten werden gebeten, ein individuelles Problem zunächst möglichst genau zu beschreiben und zu definieren. Anschließend werden mittels Brainstorming Ideen zu möglichen Bewältigungsstrategien gesammelt. Dabei ist es wichtig, dass alle Ideen zulässig sind und keine vorweg abgewertet werden darf. Alle Optionen werden diskutiert und hinsichtlich ihrer Folgen und deren Auftrittswahrscheinlichkeit bewertet. Die hierbei vermeintlich beste Option wird nun nach Planung zur konkreten Umsetzung in vivo (d. h. in der Realität) ausprobiert und anschließend zusammen mit dem Therapeuten bezüglich der erzielten Veränderungen und Ergebnisse nochmals ausgewertet.

3.8.2 Aufbau sozialer Kompetenz sowie realer sozialer Kontakte

Als Zusatzmaterial vorhandene Arbeitsmaterialien

- Kennzeichen sozial kompetenten Verhaltens (Hinsch und Pfingsten 2007) (► Tab. 3.2)

Teilweise mangelt es den Patienten jedoch nicht nur an einem ausreichend positiven Selbstbild, sondern auch an sozialer Kompetenz, was eine Kontaktaufnahme und eine intime Beziehungsgestaltung verhindert. Insbesondere eine Verbesserung der sozialen Kompetenz im Sinne der Kontaktaufnahme mit anderen Menschen (z. B. Gespräche anfangen, Verabredungen treffen, Komplimente machen und Zuneigung ausdrücken sowie das angemessene Ausdrücken eigener Gefühle, Bedürfnisse und Wünsche) sollten im Hinblick auf den Aufbau realer sozialer Kontakte und einer reziproken, zufriedenstellenden Beziehungsgestaltung als wichtige Alternative und Ausgleich zu den virtuell bestehenden Kontakten gefördert werden. Weiterhin sollte Augenmerk auf die Konfliktfähigkeit und die sozial angemessene Art der Verbalisation von Ärger und Frustration gelegt werden, da die Nutzung häufig auch dem Ausagieren von Wut und Aggression dient.

Zunächst wird in Anlehnung an Hinsch und Pfingsten (2007) mit den Patienten erarbeitet, was soziale Kompetenz und sicheres Auftreten in Interaktionen bedeutet. Hierzu wird im Vergleich zu unsicheren und aggressiven Verhaltensweisen, sicheres Auftreten auf den Dimensionen Stimme, Formulierung, Inhalt sowie Gestik, Mimik und Körperhaltung gesammelt (► Tab. 3.2).

Tab. 3.2: Kennzeichen sozial kompetenten Verhaltens (Hinsch und Pfingsten 2007)

	sicher	unsicher	aggressiv
Stimme	laut, klar, deutlich	leise, zaghaft	brüllend, schreiend
Formulierung	eindeutig	unklar, vage	drohend, beleidigend
Inhalt	Ausdrücken eigener Gefühle und Bedürfnisse, Ich-Botschaften, präzise Begründungen	kein oder nur indirektes Ausdrücken eigener Gefühle und Bedürfnisse, Man-Botschaften, ausschweifende Erklärungen	Drohungen, Beleidigungen, Du-Botschaften, Rechte anderer werden ignoriert, Kompromisslosigkeit, keine Erklärungen oder Begründungen
Gestik, Mimik, Körperhaltung	offene, entspannte, aufrechte Körper-haltung, Blickkontakt, lebhaft unterstreichende Gestik	Blick zu Boden, eingesunkene Schultern, verkrampft, unruhige Gestik	drohend, wild gestikulierend, unkontrolliert, kein Blickkontakt oder Anstarren

Anschließend wird mit den Patienten eine offene, selbstsichere Haltung und eine freundlich zugewandte Mimik und Gestik vor dem Spiegel oder per Videofeedback eingeübt. Dies ist notwendig, da bei der Kontaktaufnahme via Internet entsprechende nonverbale Kommunikationsfähigkeiten vernachlässigbar und damit bei Computerspiel- und Internetsüchtigen häufig defizitär ausgebildet sind. In der realen Welt machen sie jedoch mehr als 80 % der Kommunikation aus. Dem Anteil des gesprochenen Wortes dagegen bleiben nur 10–20 % einer durchschnittlichen Botschaft. Grundlegende Kommunikationsfähigkeiten wie aktives Zuhören, Paraphrasieren, Ich-Botschaften senden etc. werden vermittelt.

Weiterhin wird mit den Patienten überlegt, wo sie Kontaktmöglichkeiten finden können, wie der Beginn eines Gespräches gestaltet, das Gespräch auf persönlichere Themen gelenkt, man Komplimente und Sympathieäußerungen einbringen sowie Verabredungen vorschlagen kann. Die erarbeiteten Inhalte werden dann im Rollenspiel mit Videofeedback erprobt und sollen schließlich eigenständig im Alltag angewandt werden.

3.8.3 Abbau von Prokrastinationstendenzen

Viele von Computerspiel bzw. Internetsucht betroffene Patienten klagen über mangelnde Selbstdisziplin, Schwierigkeiten sich selbst Grenzen zu setzen und sich zu unangenehmen Aufgaben wie Lernen, Hausaufgaben, Seminararbeiten, Haushaltserledigungen und anderen Verpflichtungen nur schwer motivieren zu können. Diese Tätigkeiten werden zugunsten positiver Betätigungen und unmittelbarer Bedürfnisbefriedigung – wie sie Computerspiel und Internet bieten – immer wieder aufgeschoben. Als langfristig belastend erleben sie dabei den immer wiederkehrenden Stress, nur unter Druck diszipliniert arbeiten zu können, ihr vorhandenes Potenzial nicht auszuschöpfen oder wichtige Dinge wie Anmeldungen zu Prüfungen, Beantragungen von BAföG, Arbeitslosengeld, Schreiben von Hausarbeiten etc. nicht anzugehen und damit auf langfristige Sicht extrem selbstschädigend zu handeln. Im Hinblick auf eine Veränderung der eigenen Aufschiebe- und Vermeidungstendenzen zeigt sich häufig eine stark ausgeprägte Ambivalenz. Die Betroffenen sind mit minimalem Aufwand und einem hedonistisch ausgerichteten Verhalten bisher teilweise gut durch ihr Leben manövriert (intermittierende Verstärkung):

- *»Für die Schule musste ich nie lernen, da hatte ich so immer gute Noten.«*
- *»Notfalls haben meine Eltern mir wieder aus der Patsche geholfen.«*
- *etc.*

Ernsthafte Probleme ergeben sich erst im Laufe der Zeit. Es muss entsprechend ausführlich geklärt werden, welche positiven, aber auch welche negativen Folgen bei einer Veränderung des Verhaltens zu erwarten wären, um im Anschluss ein positives Veränderungsziel für die Therapie zu formulieren.

Zum Einstieg in die Thematik bietet es sich an, die Patienten ihre individuelle Zeitnutzung analysieren zu lassen, indem sie diese anhand eines Zeitplaners über ein bis zwei Wochen beobachten und protokollieren. Zeigt sich ein deutlich ineffizientes Zeitnutzungsverhalten, können auf den Protokollen aufbauend gemeinsam Arbeitspläne erstellt werden. Dabei ist es von therapeutischer Seite her wichtig, auf eine realistische Planung mit möglichst genau definierten Teilzielen, festen Anfangs-, End- und Pausenzeiten sowie angenehmen, positiven Aktivitäten zur Belohnung zu achten. Berücksichtigt werden sollten zudem individuelle Leistungshoch- und tiefpunkte. Wichtig ist es auch, weitere Faktoren der Leistungsfähigkeit, wie ausreichend Schlaf, ausgewogene Ernährung und Bewegung, zu berücksichtigen. Bei Arbeiten am PC sollten die Patienten möglichst alternative Bedingungen zu ihrem bisherigen Spiel-/Chat-/Surfverhalten schaffen. So kann z. B. der räumliche Wechsel an die Universität, die Bibliothek etc. zum Arbeiten oder auch die Verwendung anderer PCs (z. B. mit verminderter Leistungskapazität) oder Mobiltelefone genutzt werden, um eine wiederkehrende Ablenkung durch Onlineinhalte zu verhindern. Unterbrechungen in Form von Mails, Chat- und Messengernachrichten etc. sollten unbedingt vermieden werden. Die meisten Patienten haben nie gelernt, sich zu strukturieren und systematisch zu arbeiten, sodass viel Psychoedukation zum Thema Leistungseffizienz sowie Unterstützung bei der Erstellung und Umsetzung entsprechender Arbeitspläne notwendig ist.

Um den Einstieg zu Tagesbeginn in das angestrebte Leistungsverhalten zu erleichtern, helfen individuelle Startrituale, wie z. B. zunächst den Tagesplan mental durchgehen, Arbeitsvorbereitungen für die Schwerpunktaufgaben des Tages treffen, das Unangenehmste zuerst erledigen. Zu Tagesende sollte überprüft werden, inwieweit die formulierten Ziele erreicht wurden. Nicht erledigte Aufgaben werden in den Arbeitsplan für den nächsten Tag integriert.

Sind die Patienten bereit, entsprechende Arbeitspläne zu erstellen und anzuwenden, können diese im Hinblick auf erfolgreich bzw. nicht erfolgreich bewältigte Aufgaben sowie hilfreiche Strategien bzw. Barrieren der Umsetzung analysiert werden. Mikroanalysen belastender Situationen sind hierbei unverzichtbar zum

Verständnis der Art der auftretenden Arbeitsstörung und zur Ableitung von Interventionsstrategien. Anhand dieser können dysfunktionale automatische Gedanken wie

- *»Es ist zu anstrengend.«*
- *»Ich weiß nicht, wo ich anfangen kann.«*
- *»Ich habe noch jede Menge Zeit.«*
- *»Ich habe keine Lust.«*
- *»Ich muss erst...«*
- *»Ich arbeite unter Druck besser, also mache ich es später.«*
- *»Ich bin nicht klug genug.«*
- *»Ich darf mir keine Fehler erlauben.«*
- *etc.*

sowie dahinterstehende Überzeugungen wie

- *»Arbeit muss immer Spaß machen, ich muss mich für jeden Schritt voll motiviert fühlen, die Arbeitsbedingungen müssen nahezu optimal sein.«*
- *»Ich muss immer spontan und aus dem Bauch heraus arbeiten. Nur wenn ich auf diese Art kreativ bin, kann ich Gutes leisten.«*
- *»Ich bin nie ganz sicher, ob ich gut genug bin für das, was von mir verlangt wird.«, »Ich darf mir keine Schwäche erlauben und unter keinen Umständen riskieren, einen Fehler zu machen.«*
- *»Ich muss überall ganz vorn mit dabei sein und immer alles unter Kontrolle halten, was um mich herum vorgeht»*
- *etc.*

identifiziert und hinterfragt werden. Zudem werden bei der eingehenden Besprechung der Arbeitspläne und ihrer Umsetzung mangelhafte Ausführungsregulationen, wie z. B. die Formulierung nur vager Teilziele und inadäquater Pläne, eine chaotische Ausführung, Vernachlässigung von Regeneration, deutlich und können im Hinblick auf Veränderungen besprochen werden. Zur Steigerung der Selbstregulationsmöglichkeiten sind die gemeinsame Formulierung positiver Selbstinstruktionen sowie die Imagination positiver Folgen bei Erledigung bzw. negativer Folgen bei Nicht-Erledigung hilfreich.

3.9 Besonderheiten bei der Behandlung von Computerspiel- und Internetsucht

Bei der Behandlung von Computerspiel- und Internetsucht spielen die therapeutische Beziehung und die Beziehungen in der Bezugsgruppe eine wichtige Rolle. Die soziale Beziehungsfähigkeit zu fördern, ist eines der Hauptziele in der Therapie. Die meisten der Patienten berichten sowohl familiär als auch in Peergroups von eher ungünstigen Beziehungskonstellationen, die von Vernachlässigung oder Abwertung gekennzeichnet waren. Als korrigierende Beziehungserfahrung sind daher die in der Therapie erlebten Sozialkontakte essenziell zur Änderung von dysfunktionalen Selbst- und Fremdschemata. Wertschätzung und Verständnis bei gleichzeitig Klarheit und Struktur geben den Patienten in der Therapie Sicherheit und Vertrauen. Über die therapeutischen Kernkompetenzen hinaus sollte der Therapeut auch Interesse und eine gewisse Sachkenntnis über die virtuelle Welt seiner Patienten mitbringen. Grundbegriffe und -mechanismen von Spielen, sozialen Netzwerken, Chatforen etc. sollten bekannt sein und aufgegriffen werden können. Dies schafft Verbindung und Vertrauen und gibt dem Patienten das Gefühl, bei einem Spezialisten für seine Problematik angekommen zu sein. Gleichzeitig muss der Therapeut kein ausgewiesener Experte in Sachen Internet, Spiele, Chatten etc. sein. Immerhin möchte er mit den Patienten gerade auch wieder über andere Themen, Lebensbereiche, Kompetenzen, Gefühle, Ängste etc. sprechen. Auch Nachfragen bei Unkenntnis oder Unverständnis von Begriffen oder Abläufen sind kein Tabu, können im Gegenteil die therapeutische Beziehung stärken, indem der Patient die Rolle des Experten im Gespräch übernimmt. Taucht der Patient beim Berichten über seine PC-Nutzung stark in die virtuelle Welt ein (über auffällige Nutzung des Spiel- oder Chatjargons, dem Verlieren in der Beschreibung von Spielsequenzen o. Ä.), kann dies vom Therapeuten sehr gut aufgegriffen und gespiegelt werden. Der Therapeut sollte zudem die vorliegenden Phänomene der subjektiv stark empfundenen Intimität und Identifikation in der virtuellen Welt ernst nehmen und Interesse an den jeweiligen Selbst- und Fremderfahrungen im Spiel, Chat etc. zeigen. Die Patienten berichten irgendwann selbst, dass die virtuellen Kontakte und Erfolge eine andere Qualität als reale soziale Kontakte und Entwicklungen haben. Jedes therapeutische Vorwegnehmen im Sinne von »virtuellen Pseudobeziehungen« o. Ä. wird leicht als Wiederholung der Aussagen von Eltern, Lehrern etc. aufgenommen und kann damit den Aufbau einer tragfähigen Therapeut-Patient-Beziehung behindern und Reaktanz beim Patienten evozieren. Hilfreicher ist ein Anerkennen der virtuellen Identität und Beziehungen zur Bewältigung vorliegender Ängste oder Defizite, um hierüber Einsicht und Veränderungsmotivation beim Patienten zu erreichen.

Wie bei allen Suchterkrankungen besteht auch bei Internetnutzungsstörungen das Grundproblem einer starken und oftmals deutlich automatisierten Orientierung auf die unmittelbare Bedürfnisbefriedigung. Diese wird durch die virtuelle Welt hervorragend bedient: Den Betroffenen stehen unmittelbare, sehr intensive Gratifikationen über das Onlinespielen, Chatten oder Surfen zur Verfügung. Werden die Grundbedürfnisse nach Grawe (1998) als wichtige Triebfedern unseres Handelns zugrunde gelegt, so werden sowohl Selbstwert, Lusterleben/Unlustvermeidung, Bindung als auch Kontrolle perfekt durch die süchtige Internetnutzung befriedigt: Die Betroffenen erleben Erfolge, Bestätigung und Anerkennung von anderen, Einbindung in ein soziales Netzwerk und all dies mit einem extrem hohen Ausmaß an Sicherheit und Einflussmöglichkeiten sowie einem begleitenden Flow-Erleben. Probleme und Sorgen der realen Welt können verdrängt werden, sodass die Tendenz zum Eskapismus und zur Prokrastination, welche die meisten computerspiel- bzw.

internetsüchtigen Patienten aufweisen, weiter verstärkt wird. Eine intensive Motivationsarbeit und wiederholte Verdeutlichung von kurzfristig vs. langfristigen Vor- und Nachteilen der unkontrollierten Nutzung vs. der Hinwendung zur realen Welt ist unumgänglich. Regressionen im Sinne der Stages of Changes nach Prochaska et al. (1992) sind während des Therapieverlaufes zu erwarten und müssen immer wieder therapeutisch aufgearbeitet und aufgefangen werden. Hier spielen auch das häufig defizitäre Durchhaltevermögen sowie die gering ausgeprägte Frustrationstoleranz der Patienten eine wichtige Rolle. Langfristige Werte und Ziele können daher nicht oft genug in der Therapie besprochen werden.

Weitere Hindernisse in der Therapie von Betroffenen stellen häufig soziale Hemmungen und Ängste sowie Misstrauen und Vorbehalte die reale Welt und die Mitmenschen betreffend dar. Im Gegensatz zur virtuellen Welt zeigen die Betroffenen in der realen Welt nur wenig Explorationsverhalten sowie ausgeprägte Ängste vor Ablehnung und Misserfolgen, welche therapeutisch aufgegriffen werden müssen und reales Explorationsverhalten gefördert werden muss. In der Gruppentherapie zeigt sich die soziale Inhibition durch eine zunächst gering ausgeprägte Interaktion zwischen den einzelnen Gruppenmitgliedern und eine Fixierung auf den Therapeuten als Interaktionspartner. Übungen in Kleingruppen sowie erlebnisorientierte Gruppenübungen helfen, die Kohäsion und Interaktion innerhalb der Gruppe zu fördern und hiermit neue positive Beziehungserfahrungen in der Realität zu schaffen. Sowohl in der Gruppentherapie als auch in den Einzelgesprächen sind eintönig, gleich ablaufende Prozesse aufgrund der Tendenz der Patienten sich – nach anfänglicher Euphorie – schnell zu langweilen (Boredom Susceptibility) zu vermeiden und für Abwechslung sowie Gefühlsaktivierung während der Sitzungen zu sorgen, um die Motivation der Patienten aufrecht zu erhalten.

Ein immer wiederkehrendes Thema in der Therapie stellt meist auch der Wunsch der Patienten nach kontrolliertem Spielen, Chatten etc. dar. Dieser muss ernst genommen und die dahinterstehenden Motive der Patienten müssen eingehend besprochen werden. Es muss geklärt werden, warum es den Patienten so wichtig ist, das Spiel/den Chat etc. nicht ganz aufzugeben, sondern als weiteren Bestandteil im Leben zu haben, und ob ihnen dies das Risiko eines Rückfalls ins alte Nutzungsverhalten wert ist. Von therapeutischer Seite sollte immer wieder klar signalisiert werden, dass eine Abstinenz auf lange Sicht die prognostisch günstigste und mit weniger Rückfällen behaftete Bewältigungsstrategie darstellt. Aufmerksam sollte der Therapeut zudem immer wieder evtl. Ausweichtendenzen der Patienten im Sinne von Suchtverlagerung gegenüber sein, sei dies auf andere Internetaktivitäten, weitere Verhaltenssüchte oder auch psychoaktive Substanzen.

Nicht selten wird nach eingehender Diagnostik neben der Internetnutzungsstörung das Vorliegen weiterer Komorbiditäten deutlich. Insbesondere depressive Symptome, soziale Ängste, persönlichkeitsstrukturelle Probleme oder auch substanzgebundene Süchte (meist bezogen auf Alkohol, THC und Amphetamine) sowie ADHS begleiten häufig das Vorliegen einer Computerspiel- bzw. Internetsucht. Im Fall einer akut vorliegenden substanzgebundenen Abhängigkeit ist zunächst eine Entgiftung bzw. Entwöhnungsbehandlung die Substanz betreffend dringend zu empfehlen. Aufgrund der bei fortgeführtem Konsum stark herabgesetzten Selbststeuerungsfähigkeit des Patienten ist eine Behandlung der Computerspiel- bzw. Internetsucht bei akuter Substanzabhängigkeit weder indiziert noch zielführend. Dies muss den Patienten offengelegt und entsprechende Motivationsarbeit im Sinne einer angestrebten Entwöhnungsbehandlung geleistet werden. Als Kontraindikation des hier vorgestellten störungsspezifischen Behandlungskonzeptes gelten weiterhin das Vorliegen einer schweren depressiven Episode, psychotische Symptome, starke kognitive Beeinträchtigungen sowie spezifische Persönlichkeitsstörungen wie dissoziale und schizoide Strukturen. Liegen Persönlichkeitsstörungen aus anderen Bereichen oder ausgeprägte Achse-I-Komorbiditäten vor, ist eine Behandlung nach dem hier vorgestellten Konzept für den Einzelfall zu prüfen und mit entsprechenden spezifischen Behandlungselementen für die komorbide Störung oder auch Psychopharmaka zu ergänzen.

B Praktische Umsetzung des Therapieprogramms

4 Diagnostik

4.1 Diagnostisches Interview und Testverfahren

Als Zusatzmaterial vorhandene Arbeitsmaterialien

- Strukturiertes klinisches Interview zu Internetnutzungsstörungen (AICA-SKI: INS)
- Strukturiertes klinisches Interview zu Internetnutzungsstörungen (AICA-SKI: INS) – Handbuch
- Explorationsleitfaden zum Strukturierten klinischen Interview zu Internetnutzungsstörungen (AICA-SKI:INS)

Die in der Regel recht anspruchsvolle diagnostische Abklärung einer Internetnutzungsstörung stützt sich im Idealfall auf insgesamt drei Informationsquellen:

- Eigenanamnese über Fragebogenverfahren,
- Klinische Anamnese, idealerweise gefolgt bzw. ergänzt über Exploration der Symptome einer Internetnutzungsstörung über ein strukturiertes klinisches Interview
- ggf. Fremdanamnese (insbes. bei Jugendlichen)

Diese ganzheitliche Vorgehensweise im diagnostischen Ausgangsprozess soll eine möglichst vollständige Erfassung des klinischen Bildes ermöglichen und eine größtmögliche Genauigkeit der Diagnostik unter Berücksichtigung verschiedener Zugangswege gewährleisten.

Zur standardisierten diagnostischen Erfassung einer Suchtproblematik in Bezug auf Computerspiele und Internetangebote wurden eigens störungsspezifische Instrumente entwickelt. Sie orientieren sich inhaltlich an den im DSM-5 und ICD-11 vorgeschlagenen Kriterien der Störung durch Computerspielen ((Internet) Gaming Disorder) (► Kap. 1.2). Somit weisen sie eine hohe Inhaltsvalidität auf. Die Skala zum Onlinesuchtverhalten (engl. Scale for the Assessment of Internet and Computer game Addiction, AICA-S; Wölfling et al. 2016) stellt ein Selbsteinschätzungsinstrument zur Klassifikation verschiedener Formen von Internetnutzungsstörungen dar. AICA-S liegt in einer Kinder- und Jugendversion sowie in einer Erwachsenenversion vor, die sich lediglich in einzelnen Formulierungen der Items, nicht jedoch inhaltlich unterscheiden.

In umfangreichen Untersuchungen an unabhängigen Stichproben konnte die psychometrische Qualität (Objektivität, Reliabilität und Validität) des Instruments wiederholt nachgewiesen werden (Müller et al. 2014b; Müller et al. 2019b; King et al. 2020). Neben zentralen testtheoretischen Kennwerten (interne Konsistenz, faktorielle Validität) konnten auch Belege für die Kriteriums- und Konstruktvalidität von AICA-S erbracht werden. So zeigen sich substanzielle Zusammenhänge mit wichtigen Außenkriterien, z. B.

- der Anzahl aufgrund des Konsums erlebter negativer Konsequenzen
- der mit der Internetnutzung zugebrachten Zeit
- der mit einer Nutzung assoziierten Problemlagen (z. B. Fehlzeiten in Schule, Studium, Beruf, Konzentrationsprobleme, psychovegetative Beschwerden)

Daneben finden sich stabile Zusammenhänge zu weiterführenden Defiziten wie beispielsweise

- einer verminderten allgemeinen Kompetenzerwartung
- einer erhöhten sozialen Unsicherheit
- Schlafstörungen

AICA-S ist zudem eines der wenigen Verfahren, zu dem eine klinische Validierung vorliegt. Diese erfolgte einerseits über die Berechnung von Übereinstimmungsraten hinsichtlich der Symptome einer Internetnutzungsstörung in der Einschätzung geschulten klinischen Personals (Müller et al. 2014b). Hier ergab sich für AICA-S eine zufriedenstellende diagnostische Güte (Sensitivität: 81 %, Spezifität: 82 %). Zusätzlich erfolgte ein Abgleich der mittels AICA-S operationalisierten einzelnen diagnostischen Kriterien mit a) dem freien Selbstbericht Betroffener und b) den in der Fremdanamnese während der Exploration festgestellten diagnostischen Kriterien (Müller et al. 2019b). Auch in dieser Untersuchung ergaben sich gute bis sehr gute Kontingenzwerte, sodass davon ausgegangen werden kann, dass AICA-S die Kriterien einer Internetnutzungsstörung auch in klinischen Gruppen gut abbildet.

Neben der Selbsteinschätzung findet im diagnostischen Prozess zusätzlich eine Beurteilung des Nutzungsverhaltens über eine Fremdbeurteilung statt. Hierzu wurden zwei Verfahren entwickelt. AICA-Checkliste (AICA-C; Checklist for the Assessment of Internet and Computer game Addiction; Wölfling et al. 2012) stellt ein sehr kurzes klinisches Ratingverfahren dar, über welches die wichtigsten Kriterien einer Internetnutzungsstörung standardisiert eingeschätzt werden können. AICA-C weist ähnlich gute psychometrische Qualitäten auf wie das Selbsteinschätzungsverfahren (Wölfling et al. 2012).

Für eine ausführlichere Anamnese der Kriterien einer Internetnutzungsstörung sowie weiterer, für die Therapieplanung relevanter Aspekte (z. B. Onset und Verlauf, Grad der Funktionsbeeinträchtigung, Ausmaß der Veränderungsmotivation etc.) steht mit AICA-SKI:INS (Müller und Wölfling 2017) ein adaptives strukturiertes klinisches Interview zur Verfügung. Ein Explorationsleitfaden führt durch die Diagnostik, in welcher jedes Kriterium über mehrere Fragen abgedeckt wird, um eine höchstmögliche Genauigkeit in der klinischen Beurteilung zu erlauben. Das Verfahren ist zudem adaptiv aufgebaut. D. h., dass im Einzelfall jedes einzelne Kriterium durch weitere vorgegebene Fragen so lange exploriert werden kann, bis aus Sicht der diagnostizierenden Person ein ausreichend abgesichertes Urteil möglich ist. AICA-SKI:INS wurde anhand eines mehrstufigen Erhebungs- und Analyseverfahrens entwickelt (Müller et al. 2019b). Ausgehend vom im DSM-5 vorgegebenen diagnostischen Rahmen wurden klinische Dokumentationsdaten von insgesamt 751 Patienten der Ambulanz für Spielsucht systematisch ausgewertet. Hierbei handelte es sich einerseits um anamnestisch erhobene Aussagen der Patienten über das subjektive Erleben bzw. die individuelle Beschreibung ihrer Symptome. Zusätzlich wurde die schriftliche Dokumentation der klinischen Mitarbeiter, die diese Erstgespräche durchführten, ausgewertet. Alle relevanten Daten wurden dann dem zugehörigen diagnostischen Kriterium zugeordnet und anhand ihrer relativen Auftretenshäufigkeit hierarchisch eingeordnet. Die Daten wurden zudem semantisch so überarbeitet, dass sie im diagnostischen Prozess als konkrete Fragen gestellt werden können, wodurch eine patientennahe Perspektive erreicht werden sollte. Im Endergebnis liegen so für die Erfassung eines jeden Kriteriums drei bis fünf Fragen mit den besten Werten hinsichtlich Repräsentativität für das Kriterium und Trennschärfe, also Abgrenzung zu anderen Kriterien vor. In einem zweiten Schritt wurde das Interview an einer unabhängigen Stichprobe von Patienten erfolgreich klinisch validiert (Müller et al. 2019b). AICA-SKI:INS steht nebst allen zusätzlichen Materialien (Auswertungsmanual, kurzes Tutorial, Explorationsleitfaden) u. a. auf der Webseite des Fachverband Medienabhängigkeit e. V. als kostenfreier Download zur Verfügung.

Darüber hinaus besteht bei dem Verdacht auf eine Internetnutzungsstörung die Möglichkeit, über ein standardisiertes Fremdeinschätzungsinstrument (AICA-VIEW) fremdanamnestisch die Computernutzung des Jugendlichen aus Perspektive der Erziehungsberechtigten oder anderer Angehöriger (z. B. Lebensgefährten) zu erfassen. Hierbei wird nach Nutzungsgewohnheiten, emotionalen bzw. verhaltensbezogenen Veränderungen durch die Nutzung, Konsequenzen der Nutzung und Trait-Risikofaktoren Nutzender gefragt.

4.2 Suchtanamnese

Weitere wichtige diagnostische Schritte stellen die Erhebung der Entwicklungsgeschichte der Störung und deren lebensgeschichtliche Bedingungsfaktoren dar. Hierbei werden neben der Feststellung von Dauer und Chronifizierung der Störung ggf. vorliegende Vorläuferprobleme und Entwicklungsbedingungen erhoben, die zur Manifestation der Störung beigetragen haben und möglicherweise auch immer noch relevant sind (z. B. soziale Ängste, Selbstwertproblematik, ungünstige Verstärkerbedingungen durch die Umwelt). Das mittels Verhaltensanalyse individuell postulierte Bedingungsmodell wird weiter ausdifferenziert und überprüft. Ebenso werden bisherige Behandlungsversuche und (inadäquate) Versuche der Selbstbehandlung und Selbstkontrolle hieraus abgeleitet und bearbeitet. Weitergehend kann hier bei guter Reflexionsfähigkeit des Patienten auch schon exploriert werden, was an der konkret-realen Welt so kränkend bzw. krankmachend und was in der virtuellen Welt als so positiv empfunden und gesucht wurde.

Folgende Fragen werden beispielsweise in der Suchtanamnese erhoben:

- Seit wann spielen Sie PC-Spiele/nutzen Sie das Internet?
- Wie hat sich Ihr Nutzungsverhalten über die Zeit verändert?
- Womit stand die Veränderung Ihres Nutzungsverhaltens Ihrer Meinung nach in Zusammenhang?
- Gab es irgendwelche Lebensveränderungen, Konflikte oder Belastungen, die mit der Veränderung Ihres Nutzungsverhaltens im Zusammenhang standen? Wie hat Ihre Umwelt auf die Veränderung Ihres Nutzungsverhaltens reagiert?
- Wann hatten Sie das erste Mal das Gefühl, die Kontrolle über Ihr PC-Spiel-/Onlineverhalten verloren zu haben? Woran haben Sie den Kontrollverlust festgemacht?
- Wie hat sich Ihr Nutzungsverhalten in der nachfolgenden Zeit weiterentwickelt?
- Gab es Zeiten, in denen Sie nicht/weniger gespielt haben bzw. nicht/weniger online waren?
- Was war in diesen Zeiten anders?
- Womit stand der Rückfall ins alte Nutzungsverhalten in Verbindung?
- Hatten Sie vorher noch andere Probleme außer der jetzigen Störung?
- Wurden andere Probleme geringer, als die jetzige Störung auftrat (Hinweise auf Funktionalität)?

Das folgende Fallbeispiel zeigt die Suchtanamnese eines computerspielsüchtigen Patienten.

Der Patient berichtet, bereits im Alter von acht Jahren regelmäßig PC- und Konsolenspiele genutzt zu haben. Auch wenn die Nutzung schon damals ein fester Bestandteil seines Freizeitverhaltens gewesen sei, habe sich der Konsum erst später, als er etwa zwölf Jahre alt gewesen sei, auf 5–6 Stunden täglich gesteigert. Er habe sich zu dieser Zeit im realen Leben oftmals sehr einsam, ausgeschlossen und wie »das 5. Rad am Wagen« gefühlt. Seine Eltern hätten sich kurz nach seiner Geburt getrennt. Er habe einen innigen Kontakt mit seiner Mutter gehegt bis diese, als er zehn Jahre alt war, eine neue Partnerschaft eingegangen sei. Es sei ihm schwer gefallen, seine Mutter mit diesem neuen Mann zu teilen. Er habe sich zu Hause nicht mehr wirklich willkommen gefühlt. Auch in der neuen Familie seines Vaters habe er sich nicht eingebunden und zugehörig gefühlt. Es habe viele Konflikte und Auseinandersetzungen gegeben. Bei Gleichaltrigen sei er schon vom Kindergarten an eher ein Außenseiter gewesen und für sich geblieben. Später, in der Schule, sei er immer wieder Schikanen, Hänseleien sowie gewalttätigen Übergriffen seitens seiner Mitschüler ausgesetzt gewesen. Über das exzessive PC-Spielen sei er vor dieser stark negativ besetzten Realität geflüchtet und habe Ängste und Traurigkeit zumindest zeitweise verdrängen können. Er habe sich sozial immer mehr zurückgezogen und sich im Internet eine eigene Welt aufgebaut, in der er wohlwollende soziale Kontakte und Anerkennung erfahren habe. In der realen Welt habe er sich mit der Zeit immer mehr als unattraktiv für andere und sozial inkompetent erlebt, was seinen Rückzug in die »heile Welt« des Internetspiels verstärkt habe. Sein exzessiver Spielekonsum habe niemanden wirklich gestört. Dass er die Kontrolle über sein Spielverhalten verloren habe, bemerkte er während seines Erststudiums. Damals habe er letztlich so viele Stunden an der Uni verpasst, dass er sein Studium habe abbrechen müssen. Er sei dann an eine FH gewechselt, wo er seitdem studiere. Auch hier sei es ihm schwer gefallen, sozialen Anschluss zu finden. Er habe keine Übung darin, soziale Kontakte zu knüpfen, fühle sich »sozial eingerostet«. Er verbringe nach wie vor die meiste Zeit in seinem Zimmer vor dem PC, wobei er es aktuell schaffe, sich zumindest ausreichend für sein Studium zu engagieren.

4.3 Differenzialdiagnostik und psychische Komorbidität

Eine akkurate Abklärung der psychischen Komorbidität empfiehlt sich aus differenzialdiagnostischer Sicht und zur Anpassung bzw. Ergänzung des Behandlungsplans gleichermaßen. Hier bietet sich die Durchführung diagnostischer Interviews (SKID oder DIPS) sowie die Abklärung einer ggf. vorliegenden ADHS-Erkrankung an. Die komorbiden psychischen Störungen (z. B. soziale Phobie, Depression, Persönlichkeitsstörungen) müssen bei der psychotherapeutischen Behandlung Berücksichtigung finden und ebenfalls mitbehandelt bzw. anbehandelt werden.

Internationale Untersuchungen zu psychischen Komorbiditäten bei Internetnutzungsstörungen zeigen deutliche Häufungen mit Zweiterkrankungen aus dem affektiven Spektrum, hier vor allem depressive Episoden, seltener bipolare Störungen. Auch Angststörungen (generalisierte Angststörung, soziale Phobie), mitunter ebenso Persönlichkeitsstörungen können mit einer gewissen Häufung begleitend auftreten (z. B. Carli et al. 2012; Ko et al. 2012). Erste Befunde deuten zudem darauf hin, dass auch ein zumindest schädlicher Gebrauch weiterer Substanzen (insbesondere Cannabis), unter Betroffenen mit Internetnutzungsstörungen vorhanden sein kann (Müller et al. 2012; Ko et al. 2012).

4.4 Physische Komorbidität

Betroffene mit Internetnutzungsstörungen leiden häufig zusätzlich unter körperlichen Begleit- oder Folgeerkrankungen. In erster Linie sind hierbei Über- oder Untergewicht, ein generell dysfunktionales (z. B. einseitiges oder unregelmäßiges) Ernährungsverhalten, Schädigungen des Haltungsapparats sowie, in extremen Fällen, Organschädigungen zu nennen (Griffiths 2005). Weitere Beeinträchtigungen ergeben sich aus Fehlhaltungen sowie auftretenden Spannungskopfschmerzen (Ha et al. 2006). Erste sportmedizinische Untersuchungen, unter Berücksichtigung verschiedener Labor- und Leistungsparameter, an männlichen Patienten mit Internetnutzungsstörungen zeigen, dass von einer verminderten allgemeinen Leistungsfähigkeit, einem erhöhten Erkrankungsrisiko des muskuloskelettalen Systems und bestimmten Mangelerscheinungen (z. B. Vitamin-D-Hypovitaminose) auszugehen ist (Brendel et al. 2010). Eine andere Studie an ambulanten Patienten erbrachte, dass diese deutlich häufiger unter spezifischen Schmerzzuständen (z. B. Kopf-, Glieder-, Magenschmerzen) leiden und zudem deutlich häufiger unter Müdigkeitszuständen klagen als Vergleichspersonen mit einem zwar intensiven, nicht jedoch suchtartigen Nutzungsverhalten (Müller et al. 2019c). Je nach Indikation sollten somit zusätzlich entsprechende somatische Behandlungsmethoden, wie z. B. Physiotherapie bzw. Ernährungsberatung, in Betracht gezogen werden.

5 Übersicht über das Therapieprogramm

Das als geschlossen konzipierte Verhaltenstherapieprogramm umfasst 15 gruppentherapeutische Sitzungen à 100 Minuten sowie im Idealfall acht einzeltherapeutische Sitzungen à 50 Minuten. Die Gruppensitzungen finden in wöchentlichem, die Einzelsitzungen in 14-tägigem Rhythmus statt. Nach Ermessen des Therapeuten sollte die Frequenz der Gruppen- und Einzelsitzungen, z. B. bei krisenhaften Zuspitzungen, erhöht werden und kompensatorisch gegen Ende der Therapie wieder reduziert oder ausgeschlichen werden. Eine Therapiegruppe sollte mit minimal acht bis maximal zehn Teilnehmern starten und wird von einem Arzt oder einem Psychologen angeleitet.

Das Therapieprogramm ist für die Behandlung von Patienten ab einem Alter von 17 Jahren konzipiert, die die Diagnose einer Internetnutzungsstörung als primäres Störungsbild erfüllen. Kontraindiziert ist das Vorliegen einer

- schweren Major Depression
- Alkohol- oder Drogenabhängigkeit
- schwer ausgeprägten Persönlichkeitsstörung

Darüber hinaus ist das Programm nicht geeignet für Personen mit

- psychotischen Störungen
- bipolaren Störungen

Übergeordnete Ziele der Intervention ist die Förderung einer vertieften Auseinandersetzung mit der individuellen Funktionalität des Verhaltens, verbunden mit einer kritischen Auseinandersetzung zur Frage der Reduktion bzw. Wiedererlangung von Kontrolle über die Nutzung oder dem Entschluss zur völligen Abstinenz von der Verhaltensausführung. Die Förderung von Verständnis für die Hintergründe und Auslöser des Suchtverhaltens und der Aufbau hilfreicher alternativer Strategien sowie die Förderung von Selbstwertgefühl bzw. die Verbesserung der Selbstregulation und anderer zugrunde liegender auslösender bzw. aufrechterhaltender Faktoren stellen weitere Ziele dar. Schließlich spielt auch die Erhöhung der empfundenen Lebensqualität und des psychosozialen Wohlbefindens eine wesentliche Rolle.

Das Therapieprogramm ist aus der klinischen Praxis heraus als Kombination aus gruppen- und einzeltherapeutischer Behandlungsbausteine entwickelt und erprobt worden. Ein wesentlicher Anteil der auf Verhaltensveränderungen abzielenden Interventionen erfolgt im Rahmen des Gruppenprozesses. Den theoretischen Hintergrund bilden beispielsweise das Lernen am Modell oder die operante Konditionierung als tragende verhaltensverstärkende Lernmechanismen. Den spezifischen Interaktionen zwischen den Gruppenteilnehmern untereinander und mit den Therapeuten wird eine hohe Wertigkeit beigemessen. Die Aufgabe der Therapeuten ist es, die Gestaltung der Beziehungen innerhalb der Gruppe anzuregen und gegebenenfalls zu lenken. Dazu gehört es,

- die unterschiedlichen Beziehungsaspekte fortwährend besonders intensiv wahrzunehmen,
- den Prozess der Beziehungsgestaltung zu reflektieren und
- in besonderen Situationen klare Rückmeldungen zu geben (z. B. bei gruppendynamisch bedingter Euphorie beim intensiven Besprechen des Suchtverhaltens, was zu gesteigertem Verlangen führen kann oder bei Schilderungen über kürzlich erlebte Rückfallepisoden bzw. beim erneuten Aufkommen eine Ambivalenz hinsichtlich der zuvor angestrebten Verhaltensänderung).

Das Therapieprogramm umfasst psychoedukative Elemente sowie konkret veränderungsorientierte Behandlungsstrategien auf kognitiv-behavioraler Basis. Tabelle 5.1 zeigt eine Übersicht über die Inhalte der 15 Gruppensitzungen mit folgenden wesentlichen Themen:

- Vereinbarung von individuellen Therapiezielen und Abschluss eines Therapievertrages
- Psychoedukation zu PC-/Internetsucht anhand der Darstellung von Lernmechanismen und Suchtgedächtnis
- Aufbau von Alternativstrategien (alternative Freizeitgestaltung, Aufbau sozialer Kontakte, Stimulus- und Reaktionskontrolltechniken)
- Erarbeitung eines individuellen Störungsmodells mithilfe von Selbstbeobachtung (Wochenprotokollen) und Mikroanalysen des Problemverhaltens
- Vermittlung von emotionsregulativen Strategien
- Exposition mit Reaktionsverhinderung
- Aufbau von Selbstwert und Selbstfürsorge
- Herstellung von Bezügen zur Biografie, um bei den Patienten ein Verständnis für die Herausbildung des Suchtverhaltens und für die Zusammenhänge mit früherem Mediennutzungsverhalten in Kindheit und Jugend zu entwickeln
- Prävention von Rückfällen durch Sensibilisierung für schwierige Situationen und Frühwarnsymptome sowie die Erarbeitung eines Notfallplans

Die Gruppensitzungen sind folgendermaßen gegliedert: Die erste Sitzung dient dem gegenseitigen Kennenlernen und der Motivation der Patienten für einen Abstinenzversuch. Alle weiteren Sitzungen haben dieselbe Sitzungsstruktur. Nach der Begrüßung findet in jeder Sitzung die sogenannte Abstinenzrunde statt. Dabei sollen Ressourcenaktivierung, Verstärkung für Erreichtes sowie Ziel-/Wertklärung z. B. mithilfe des Motivationalen Interviews zur Anwendung kommen. In der Abstinenzrunde wird nach einem kurzen Resümee über die letzte Stunde die Zielumsetzung und Zielerreichung thematisiert. Die positiven Verhaltens- und Lebensstilveränderungen sowie Veränderungen in der Internetnutzung in Bezug zur letzten Stunde werden hier aufgegriffen und verstärkt. Werden Rückfälle berichtet, haben diese Vorrang und werden gemeinsam analysiert. Danach wird das Thema der Sitzung eingeführt und anhand von Arbeitsblättern und gemeinsamen Übungen erarbeitet. Mit einer kurzen Zusammenfassung und der abschließenden Klärung offener Fragen wird das Thema beendet und die Patienten mit einem Ausblick auf die nächste Sitzung verabschiedet. In der Regel ist für jede Sitzung ein Thema vorgesehen. Ausnahmen sind die Sitzungen 13 und 14, die für eine vertiefende Bearbeitung noch nicht vollständig abgehandelter Bereiche genutzt werden können.

Die Patienten sammeln den Therapievertrag und alle Arbeitsblätter in ihrem persönlichen Patientenbuch. Tabelle 5.1 zeigt eine Übersicht über die Therapiematerialien. Alle Therapiematerialien – sowohl für die Therapeuten als auch die Patienten – können als Zusatzmaterial heruntergeladen werden.

Tab. 5.1: Übersicht über die Gruppensitzungen

Sitzung	Inhalt der Sitzung
1. Kennenlernen, Therapievertrag und Therapieziele	• Vorstellung des Therapieprogramms • Gegenseitiges Kennenlernen und Vorstellungsrunde • Besprechung eines Abstinenzversuchs für die folgende Woche • Individuelle Therapiezielfindung und Erarbeitung des Therapievertrages für jeden Teilnehmer • Selbstbeobachtung anhand des Arbeitsblattes »Wochenprotokoll«
2. Auslösende und aufrechterhaltende Faktoren des Suchtverhaltens	• Abstinenzrunde: Auswertung des Abstinenzversuchs • Auswertung der Wochenprotokolle • Erarbeitung eines Teufelskreismodells
3. Ressourcen und Alternativstrategien	• Abstinenzrunde: Wie gut können die Teilnehmer abstinent sein? Was hat gut funktioniert? Wo tauchen Probleme auf? • Sammeln von Alternativstrategien • Suche und Verschriftlichung von Ressourcen an der Flipchart (Modelllernen)
4. Psychoedukation	• Abstinenzrunde • Psychoedukation anhand des Vergleichs Verhaltenssucht – Substanzabhängigkeit/Glücksspielsucht • Kosten-Nutzen-Analyse von Suchtverhalten und Abstinenz
5. Entwicklung eines individuellen Entstehungsmodells	• Abstinenzrunde • Erarbeitung des TRIAS-Modells: Einführung anhand eines Beispiels (z. B. Depression) • Erarbeitung eines individuellen Störungsmodells anhand des Arbeitsblattes »TRIAS-Modell«

Tab. 5.1: Übersicht über die Gruppensitzungen – Fortsetzung

Sitzung	Inhalt der Sitzung
6. Entwicklung eines individuellen SORCK-Schemas I	• Abstinenzrunde • Einführung des SORCK-Schemas: Anhand der nach Sitzung 1 erstellten persönlichen Wochenprotokolle wird eine individuelle Mikroanalyse erarbeitet. • Besondere Berücksichtigung von emotionsregulativen Aspekten des Suchtverhaltens anhand der Variable »PCNutzung – gefühlsmäßig« im SORCK-Schema
7. Entwicklung eines individuellen SORCK-Schemas II	• Abstinenzrunde • Weiterführende Erarbeitung der individuellen Mikroanalysen anhand der persönlichen Wochenprotokolle • Wiederholend Kosten-Nutzen-Analyse des dysfunktionalen Verhaltens
8. Exposition mit Reaktionsverhinderung	• Abstinenzrunde • Exposition mit Reaktionsverhinderung • Vorbereitung des in der Folge möglicherweise auftretenden gesteigerten Verlangens und der erhöhten Rückfallwahrscheinlichkeit, Erarbeitung der Notfallkärtchen • Thematisierung und Rückmeldung der möglichen Veränderungen in der Gruppenhierarchie durch die Exposition
9. Anerkennung und Selbstwert	• Abstinenzrunde • Anerkennung und Selbstwert: Psychoedukation zu Selbstwert und Selbstwirksamkeitserwartung
10. Entwicklung und Medienaffinität	• Abstinenzrunde • Erarbeitung des Themas »Entwicklung und Medienaffinität« bzw. des Zusammenhanges zur psychischen Auffälligkeit anhand des Arbeitsblatts 6.7 »Entwicklung und Medienaffinität«.
11. Entwicklung und Medienaffinität	• Abstinenzrunde • Thema »Entwicklung und Medienaffinität« weiter
12. Rückfallprophylaxe	• Abstinenzrunde • Rückfallprophylaxe: Imagination und Antizipation eines Rückfalls, möglicher Rückfallsituationen und auslösender Bedingungen
13. Vertiefende Bearbeitung	• Abstinenzrunde • Vertiefende Bearbeitung

Tab. 5.1: Übersicht über die Gruppensitzungen – Fortsetzung

Sitzung	Inhalt der Sitzung
14. Vertiefende Bearbeitung	• Abstinenzrunde • Vertiefende Bearbeitung
15. Therapieabschluss	• Abschluss: Reflexion der Therapieerfolge und Veränderungen durch die Abstinenz

Tab. 5.2: Übersicht über die Therapiematerialien der einzelnen Gruppentherapiesitzungen

Sitzung	Arbeitsblatt/Abbildung (für Patienten: P; für Therapeuten: T)
1. Kennenlernen, Therapievertrag und Therapieziele	Abb. 6.1: Beispiel eines Verhaltensprotokolls (T) Abb. 6.2: Therapievertrag und Ziele (P) Arbeitsblatt 6.1: Verhaltensprotokoll (P)
2. Auslösende und aufrechterhaltende Faktoren des Suchtverhaltens	Arbeitsblatt 6.1: Verhaltensprotokoll (P) Abb. 6.3: Teufelskreismodell (T)
3. Ressourcen und Alternativstrategien	Arbeitsblatt 6.2: Hilfreiche Strategien im Umgang mit Verlangen und Persönliche Aktivitäten (P)
4. Psychoedukation	Abb. 6.4: Entscheidungsbilanz – Suchtverhalten oder Abstinenz?
5. Entwicklung eines individuellen Entstehungsmodells	Abb. 6.5: Das auf Internetnutzungsstörungen angepasste TRIAS-Modell nach Kielholz und Ladewig (1973) (T) Arbeitsblatt 6.3: Das individuelle TRIAS-Modell (P)
6. Entwicklung eines individuellen SORCK-Schemas I	Abb. 6.6: Beispiel eines SORCK-Modells (T) Abb. 6.7: Auslöseschema des Suchtverhaltens (T) Arbeitsblatt 6.1: Verhaltensprotokoll (Verhaltensprotokolle aus Sitzung 1) (P) Arbeitsblatt 6.4: Mikroanalyse (individuelles SORCK-Modell) (P)
7. Entwicklung eines individuellen SORCK-Schemas II	Arbeitsblatt 6.1: Verhaltensprotokoll (Verhaltensprotokolle aus Sitzung 1) (P) Arbeitsblatt 6.4: Mikroanalyse (individuelles SORCK-Modell) (P)
8. Exposition mit Reaktionsverhinderung	Abb. 6.8: Beispiel für ein Notfallkärtchen (T) Abb. 6.9: Graduiertes Vorgehen bei der begleitenden Expositionsbehandlung (T) Arbeitsblatt 6.5: Craving Skills (P) Arbeitsblatt 6.6: Notfallkärtchen (P)
9. Anerkennung und Selbstwert	keine
10. Entwicklung und Medienaffinität	Abb. 6.10: Entwicklung und Medienaffinität (Beispiel) (T) Arbeitsblatt 6.7: Entwicklung und Medienaffinität (P) Stifte in den Farben blau, grün und rot

Tab. 5.2: Übersicht über die Therapiematerialien der einzelnen Gruppentherapiesitzungen – Fortsetzung

Sitzung	Arbeitsblatt/Abbildung (für Patienten: P; für Therapeuten: T)
11. Entwicklung und Medienaffinität	Arbeitsblatt 6.7: Entwicklung und Medienaffinität (P)
12. Rückfallprophylaxe	Abb. 6.11: Beispiel für einen Notfallplan (T) Arbeitsblatt 6.8: Checkliste schwierige Situationen und Frühwarnhinweise (P) Arbeitsblatt 6.9: Notfallplan (P)
13. Vertiefende Bearbeitung	keine
14. Vertiefende Bearbeitung	keine
15. Therapieabschluss	keine

5.1 Einzeltherapeutische Sitzungen

5.1.1 Konzeption

Nicht alle Aspekte, die einzelne Patienten während der Gruppenpsychotherapie bewegen und die für das Suchtverhalten relevant sind, können im Rahmen der Gruppensitzungen ausreichend bearbeitet werden. Hier zeigen sich die Grenzen eines störungsspezifischen Kurzzeitprogramms: Komorbide psychische Störungen, wie z. B. die soziale Phobie, können nur beginnend bearbeitet und behandelt werden. Der Hauptfokus liegt in der Bearbeitung des suchtartigen Umgangs mit Computerspielen bzw. dem Internet. Die im Behandlungsmanual vorgesehenen Einzelgespräche dienen zudem der begleitenden und vertiefenden Bearbeitung der suchtspezifischen Inhalte, die in den Gruppensitzungen als Problemfeld aufgeworfen wurden. Daher werden zwischen Gruppen- und Einzelgesprächen immer wieder Bezüge hergestellt, sodass das Gruppenprogramm im Sinne »eines roten Fadens« eine interne Konsistenz erhält. Ein zentraler Aspekt der Einzeltherapien ist der Aufbau einer vertrauensvollen und tragfähigen Beziehung zwischen Patient und Therapeut durch empathisches, validierendes und wertschätzendes Verhalten. Ebenso wie für die Gruppensitzungen beschrieben, sollen auch in den Einzelsitzungen positive Veränderungen in Richtung Verhaltensänderung oder auch Äußerungen der Patienten aus der letzten Gruppensitzung nochmals hervorgehoben und verstärkt werden.

Inhaltlich sind die Einzelsitzungen grundsätzlich offen konzipiert mit dem Ziel, individuelle Themen vertiefend zu bearbeiten, die in der Gruppe nicht ausreichend behandelt werden konnten. Außerdem können Themen zur Sprache kommen, die nicht direkt mit dem primären Störungsbild zusammenhängen, aber ebenfalls relevant für die Lebenszufriedenheit der Patienten sind. Neben subjektiven Unsicherheiten werden hier beispielsweise oft Themen angesprochen, welche die Studien- oder Berufswahl betreffen. Häufig wiederkehrende Themen sind Leistungseinbußen im beruflichen/schulischen Bereich oder Defizite in der Leistungsbereitschaft und Motivation, wichtige Dinge des Alltags anzugehen (► Kap. 3.7 mit den entsprechenden Materialien). Möglicherweise auftretende Motivationsprobleme können ebenfalls Thema der Einzelsitzungen sein und mithilfe von Techniken/Fragestellungen aus dem Motivationalen Interview und der Ziel-/Wertklärung bearbeitet werden.

Von Betroffenen werden auch häufig Themen in den Einzelsitzungen angesprochen, die mit Problemen in der Partnerschaft oder Konflikten in der Familie einhergehen. Die Einzelsitzungen können hier so genutzt werden, dass Patienten motiviert werden, »sich zu trauen« diese Themen ebenso im Gruppensetting offen anzusprechen, um hier relativierende Erfahrungen zu ermöglichen. Es zeigt sich, dass die vorgetragenen dysfunktionalen Beziehungsmuster fast immer mit dem Suchtverhalten in Verbindung stehen und sich diese Problembereiche gegenseitig beeinflussen. Diese miteinander verwobenen und eingespielten Muster klar und transparent zu machen bzw. die Teufelskreisläufe der Suchtentstehung aufzudecken, hilft hinsichtlich des Zieles der Aufrechterhaltung der Abstinenz bzw. der Konsumreduktion.

Andere Themen wie bspw. Sexualität oder in diesem Zusammenhang stehender ausufernder (Online-) Pornografiegebrauch können, sofern sie mit Leidensdruck verbunden sind, im eher vertrauten Umfeld des Einzelsettings bearbeitet werden.

Die Einzelsitzungen sollten genügend Raum bieten, um frühere biografische Krisen und Kränkungen zu besprechen. Um bei den Patienten ein besseres Verständnis für die Entstehung ihres Suchtverhaltens zu entwickeln und einen Bezug zu den Gruppensitzungen 10 und 11 mit dem Thema »Entwicklung und Medienaffinität« herzustellen, bietet es sich an, die in den Gruppensitzungen erstellten Arbeitsblätter wiederholend und eingehender in einer Einzelsitzung zu bearbeiten. Ein validierendes Verhalten kann hier die Beziehung zu Patienten bzw. deren Selbstwertgefühl deutlich stärken. Gegen Ende der Therapie, z. B. in der vorletzten Einzelsitzung, ist optional ein Angehörigengespräch (► Kap. 5.1.3) vorgesehen, in dem z. B. die durch die Therapie entstandenen Veränderungen im Familienkontext bzw. Partnerschaft zur Sprache kommen.

5.1.2 Mögliche Schwierigkeiten in den einzeltherapeutischen Sitzungen

Patienten berichten möglicherweise in der Einzelsitzung von einem Rückfall, während dieser in der Abstinenzrunde der letzten Gruppensitzung nicht thematisiert wurde. Nachdem der Patient für seine Offenheit verstärkt wurde, sollte der Therapeut das Verhalten hinterfragen, um möglicherweise dahintersteckende Scham- und Schuldgefühle zu explorieren. Dann sollte der Therapeut Rückfälle als einen wichtigen Bestandteil im Rahmen des Lern- und Therapieprozesses herausstellen und den Patienten zu einem offenen Umgang damit in der Gruppe motivieren, indem er betont, wie wichtig Offenheit gerade in der Gruppe ist, um gut von der Gruppentherapie profitieren zu können.

Dies gilt auch für andere Themen, die nur in den Einzelsitzungen angesprochen werden. Generell sollten die Patienten dazu motiviert werden, diese auch in der Gruppe anzusprechen.

5.1.3 Einbeziehung von Angehörigen

Computerspiel- und Internetsucht hat – wie beschrieben – nicht nur negative Auswirkungen für den Einzelnen, sondern belastet und beansprucht in der Regel das gesamte soziale System der Betroffenen. Meist sind Angehörige und Freunde sogar die ersten, die die Pathologie der Internetnutzung erkennen und versuchen, die Betroffenen auf ihre negative Entwicklung aufmerksam zu machen und gegenzulenken. Bei jungen Patienten oder Spätadoleszenten, die noch im Haushalt der Eltern leben, gilt dies meist für die Eltern. Familiäre Situationen, die geprägt sind von Sorgen, Misstrauen sowie Konflikten bis hin zu gewalttätigen Auseinandersetzungen aufgrund der exzessiven PC-Nutzung, sind die Regel. Aber auch Partner und Freunde haben häufig lange Zeit versucht, auf die Betroffenen einzuwirken und bleiben oftmals frustriert, ausgebrannt und dem neuen Veränderungswunsch der Betroffenen vorerst skeptisch gegenüber zurück. Um die erfolgreiche Wiedereingliederung der Patienten in ihren sozialen Bezugsraum zu fördern und familiäre und partnerschaftliche Kontakte wieder positiver und zufriedener zu gestalten, ist die Einbeziehung naher Angehöriger dringend zu empfehlen.

Wichtige Bereiche der paar- oder familientherapeutischen Ansätze zur Behandlung und Rückfallprophylaxe bei Computerspiel- und Internetabhängigkeit sind psychoedukative Elemente, z. B.

- zur Entstehung und Aufrechterhaltung der Erkrankung für die Angehörigen
- zum (Wieder-)Aufbau positiven Erlebens und Verstehens in der Partnerschaft
- zur Verbesserung von Kommunikations- und Konfliktlösefertigkeiten
- die Erarbeitung von Strategien zur Aufrechterhaltung einer funktionalen Internetnutzung bzw. eines konkreten Notfallplans im Umgang mit drohenden oder bereits eingetretenen Rückfällen

Da sowohl bei den Patienten als auch bei den Angehörigen häufig Ängste und Bedenken bzgl. der Angehörigengespräche bestehen, empfiehlt sich ein positiver Einstieg ins Gespräch durch Lenkung des Therapeuten. Die Angehörigen sollten für ihr Engagement und ihre Unterstützung, welche sie über die Teilnahme an den Angehörigengesprächen demonstrieren, verstärkt werden. Gleichzeitig empfiehlt sich die Betonung, dass es um die gemeinsame Gestaltung einer zufriedenstellenden Zukunft für beide Seiten geht. Auch die Angehörigen dürfen und sollen ihre Fragen, Wünsche und Bedürfnisse einbringen. Es bietet sich an, die Patienten zunächst von ihren bisherigen Therapierfolgen berichten zu lassen und die Angehörigen zu fragen, welche Veränderungen sie bisher beim Betroffenen bemerkt haben. Der Patient kann schildern, was im Verhalten und in der Haltung der Angehörigen für den bisherigen Veränderungsprozess besonders hilfreich war und was Sie am anderen besonders zu schätzen wissen. So kann ein positiver, wohlwollender Einstieg ins Gespräch erreicht und eine gute Arbeitsatmosphäre und Grundlage für den weiteren Verlauf der Sitzung geschaffen werden.

Bei der Vermittlung eines therapierelevanten Modells von Abhängigkeit und damit einhergehenden familiären oder partnerschaftlichen Veränderungen und Einflüssen sollte darauf geachtet werden, dass die Beteiligten einerseits von gegenseitigen Schuldzuweisungen entlastet werden, andererseits ihre gemeinsamen Einflussmöglichkeiten auf die Aufrechterhaltung eines funktionalen PC-Konsums erkennen. Sowohl der Patient als auch seine Angehörigen sollten beschreiben, welche Veränderungen die Familie bzw. Partnerschaft durch die vorliegende Erkrankung erfahren haben (z. B. Auseinanderleben/Rückzug vom anderen, häufige Konflikte, Vorwürfe, steigendes Misstrauen, wenig emotionale und körperliche Nähe, steigendes Unverständnis für den anderen etc.). All diese Veränderungen sollten entpathologisiert und als unweigerlich mit der fortschreitenden Internetnutzungsstörung Betroffener einhergehend vom Therapeuten aufgegriffen werden. Gleichzeitig sollte überlegt werden, wie diese Negativspirale umgekehrt werden kann, um das Zusammenleben wieder zufriedenstellender zu gestalten und gemeinsam der Erkrankung entgegenzuwirken. Es sollte darauf hingewiesen werden, dass auch die lang ersehnte Beendigung der suchtartigen Nutzung mit Veränderungen innerhalb der Familie bzw. Partnerschaft verbunden sein und unter Umständen zu neuen Konfliktpunkten führt (z. B. möchte der Betroffene wieder mehr Zeit mit den Angehörigen verbringen, die mittlerweile ihre Freizeit gut ohne ihn eingerichtet haben oder der Betroffene möchte wieder mehr Mitspracherecht bei Entscheidungen haben etc.). Ziel der Einbeziehung der Angehörigen ist daher, der Familie bzw. dem Paar bei den neuen Veränderungen zu helfen.

Da die Familien- bzw. Paarbeziehungen von Computerspiel- und Onlinesüchtigen häufig von Kritik, Vorwürfen sowie Aggression und damit vielen feindlichen, aversiven Interaktionen, Misstrauen, Kontrollversuchen und Zweifeln geprägt sind, ist es zunächst wichtig, das positive Erleben in der Familie bzw. Partnerschaft wieder zu steigern. Hierzu müssen positive Interaktionen, wie einander Komplimente machen, positive Gefühle äußern, dem anderen etwas Gutes tun, gemeinsame Aktivitäten planen etc., gestärkt werden. Zudem sollte der Wahrnehmungs- und Aufmerksamkeitsfokus auf die jeweiligen positiven Interaktionen und Verstärkungen des anderen gelenkt werden. Entsprechende positive Veränderungen des Interaktionsverhaltens reaktivieren meist selbst bei äußerst angespannten und konfliktreichen Familien- und Paarkonstellationen wieder Gefühle von Zuneigung und Verständnis. Zugleich werden positive Kommunikationsmuster eingeübt, was als gute Grundlage für eine Verbesserung der Kommunikations- und Konfliktlösefähigkeit auch bei problembehafteten Themen dient. Sind ein stark destruktives Kommunikationsmuster und häufige Eskalationen von Konflikten in der Familie bzw. beim Paar erkennbar, sollten die aus der verhaltenstherapeutischen Paartherapie bekannten Kommunikationsstrategien zur Eskalationsvermeidung und Problemklärung vermittelt und eingeübt werden (z. B. aktives Zuhören, eigene Gefühle äußern, beim Thema bleiben, konkretes Verhalten ansprechen, Paraphrasieren).

Zur Stabilisierung der funktionalen PC-Nutzung sollten die Patienten ihre Angehörigen über ihre individuellen, in der Therapie erarbeiten Risikosituationen aufklären. Denn nur wenn die Angehörigen die relevanten Risikosituationen rechtzeitig erkennen, können sie die Betroffenen bei deren Bewältigung unterstützen. Wie solch eine Unterstützung aussehen kann, wird in den Angehörigengesprächen eingehend besprochen, da ansonsten implizit häufig unterschiedliche Ansichten über hilfreiche bzw. weniger hilfreiche Maßnahmen bestehen. Dass es zu einem Rückfall ins alte Nutzungsverhalten kommen kann, muss vom Therapeuten im Angehörigengespräch thematisiert werden, da dies oftmals von den Betroffenen und ihren Angehörigen verdrängt und tabuisiert wird. Treten dann Rückfälle auf, werden diese teilweise durch die verständliche Enttäuschung und entsprechende Vorwürfe der Familie bzw. dem Partner ungewollt verschlimmert. Im Angehörigengespräch wird daher gemeinsam ein realistisches Vorgehen festgelegt, um die Ressourcen eines stabilen sozialen Stützsystems im Falle eines Rückfalles nutzen zu können. Dies kann geschehen, indem man zunächst zusammen überlegt, wie es zu einem Rückfall kommen kann, welche Faktoren, Einstellungen, Verhaltensweisen etc. daran beteiligt sind. In nächsten Schritten können das erarbeitete Modell auf einen individuellen Rückfall des Betroffenen in der Vergangenheit übertragen sowie mögliche Interventionsmöglichkeiten anhand des Beispiels gesammelt werden.

Weiterhin sollte im Angehörigengespräch das Thema Stimuluskontrolle besprochen werden. So ist gemeinsam zu überlegen,

- wo stationäre Geräte (Laptop, PC) in der Wohnung in Zukunft aufgestellt werden
- ob ggf. Kindersicherungen zur Stimuluskontrolle genutzt werden
- ob Spiele in der gemeinsamen Wohnung vorhanden sind und was mit diesen geschehen soll
- wie die Angehörigen das Internet nutzen
- etc.

6 Verlauf der Gruppentherapiesitzungen

6.1 Sitzung 1: Kennenlernen, Therapievertrag und Therapieziele

1. Ziele der Sitzung

Ziel der ersten Sitzung ist zunächst das gegenseitige Kennenlernen der Gruppenteilnehmer. Darüber hinaus dient die Sitzung dazu, den Patienten einen ersten Überblick über das Therapieprogramm zu geben und die Teilnehmer für einen Abstinenzversuch sowie für eine erste Selbstbeobachtung mithilfe von Wochenprotokollen in der kommenden Woche zu motivieren. Überdies werden individuelle Therapieziele erarbeitet und eine verbindliche Übereinkunft im Sinne eines Therapievertrags getroffen.

2. Material

Abb. 6.1: Beispiel eines Verhaltensprotokolls
Abb. 6.2: Therapievertrag und Ziele
Arbeitsblatt 6.1: Verhaltensprotokoll

3. Einführung und Hintergrund

Die erste Gruppensitzung dient vorwiegend dem gegenseitigen Kennenlernen von Patienten und Therapeut. Wichtige Aufgaben des Therapeuten sind

- die Integration aller Patienten in die Bezugsgruppe,
- das Verhindern der Ausgrenzung von Patienten bzw. auch von Abgrenzungstendenzen einzelner Patienten,
- die Förderung der sozialen Beziehungsfähigkeit aller Teilnehmer sowie
- der Aufbau einer angenehmen und vertrauensvollen Gruppenatmosphäre.

In der ersten Therapiesitzung sollen die Teilnehmer für einen Abstinenzversuch motiviert werden. Den Patienten wird eindringlich empfohlen, in den nächsten sechs Wochen auf den PC-Konsum vollständig zu verzichten. Damit wurden in den bisherigen Therapien gute Erfahrungen gemacht. Dabei kann der Wunsch der Patienten nach kontrolliertem Spielen, Chatten etc. zur Sprache kommen. Dieser muss ernst genommen und die dahinterstehenden Motive der Patienten müssen eingehend besprochen werden. Von therapeutischer Seite sollte immer wieder klar signalisiert werden, dass eine Abstinenz auf lange Sicht die prognostisch günstigste und mit weniger Rückfällen behaftete Bewältigungsstrategie darstellt.

Darauf aufbauend werden individuelle Therapieziele formuliert. Bei der Zielfindung sollte darauf geachtet werden, dass die Ziele realistisch, konkret, positiv und operationalisierbar sind. Ziele wie »*Ich muss mehr Sport machen.*« oder »*Ich gehe nie mehr an den PC.*« sind daher nicht sinnvoll. Besser sind Ziele wie: »*Ich möchte zweimal in der Woche für eine halbe Stunde joggen gehen.*« oder »*Arbeiten für die Uni erledige ich in der Unibibliothek und nutze den Uni-PC für Literaturrecherchen.*«.

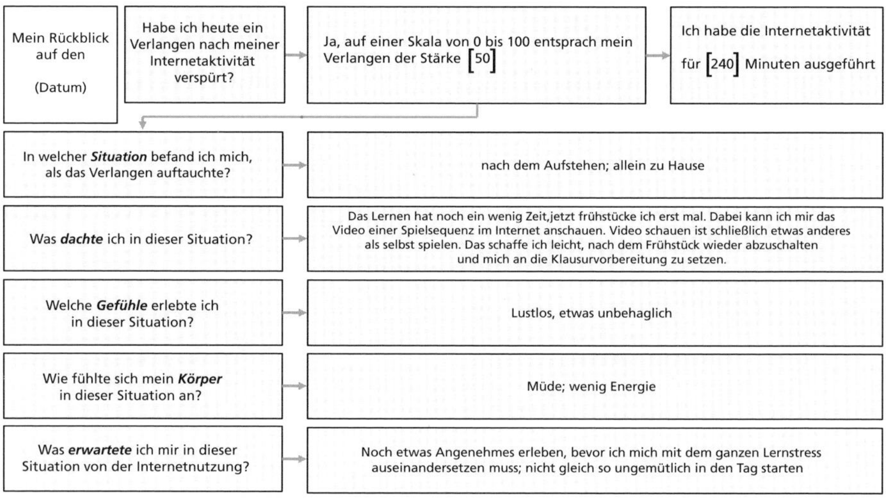

Abb. 6.1: Beispiel eines Verhaltensprotokolls

Um die Selbstbeobachtung in der Woche des Abstinenzversuchs zu fördern und zu erleichtern, führen die Patienten über eine Woche ein »Wochenprotokoll« über ihr erlebtes Verlangen online zu sein sowie ihr konkretes Onlineverhalten. Durch die Beobachtung und Protokollierung des bisher automatisiert ablaufenden Verhaltens werden die aktuell auslösenden externen und internen Bedingungen der dysfunktionalen PC-Nutzung sowie der damit verbundenen suchtspezifischen Grundannahmen und Erlaubnis erteilenden Gedanken identifiziert. Über die Einnahme einer Meta-Perspektive wird dann eine Distanzierung vom eigenen Erleben und damit eine Stärkung der Selbststeuerungsfähigkeit erreicht. Weiterhin werden über die Beobachtung, dass Situationen auftreten, in denen die Patienten zwar starkes Verlangen verspüren, jedoch das dysfunktionale Verhalten unterbinden können, die Selbstwirksamkeitserwartung der Patienten gestärkt und hilfreiche Strategien zum Umgang mit Verlangen identifiziert. Häufig berichten die Patienten, dass allein die Aufgabe, ihr Onlineverhalten zu protokollieren, ihre Internetnutzung deutlich reduziert. Abbildung 6.1 zeigt beispielhaft das Verhaltensprotokoll eines computerspielsüchtigen Patienten. Wird im Verlauf der Therapie deutlich, dass Patienten nicht abstinent sein können oder von Rückfällen berichten, dann können die Wochenprotokolle erneut geführt werden, um die auslösenden Faktoren nochmals gezielt zu beobachten.

Cave: Diese Abbildung soll nicht an Patienten verteilt werden, da diese dazu neigen, die Beispiele unreflektiert zu übernehmen und so kein eigenes, individuelles Bedingungsmodell erarbeiten.

4. Ablauf der ersten Sitzung

a) Begrüßung

b) Vorstellungsrunde

Alle Teilnehmer stellen sich vor und berichten kurz, warum sie an der Gruppe teilnehmen. Der Therapeut fördert durch empathisches Nachfragen und Verstärken die Integration der einzelnen Patienten in die Gruppe. Schon selbstständig erreichte positive Veränderungen und Bemühungen, den Konsum zu reduzieren, werden durch den Therapeuten wertschätzend hervorgehoben.

c) Thema

(1) Vorstellung des Therapieprogramms

Der Therapeut gibt mündlich einen kurzen Überblick über die einzelnen Elemente des Therapieprogramms:

- Psychoedukation: Was ist PC-/Internetsucht?
- Festlegung von Therapiezielen: Wo will ich hin?
- Aufbau von Alternativstrategien: Was kann ich tun?
- Umgang mit Gefühlen
- Exposition: sich der Sucht stellen
- Steigerung und Stabilisierung des Selbstwertes
- Biografischer Hintergrund und Entwicklung des Suchtverhaltens
- Umgang mit Rückfällen und Rückfallvorbeugung

(2) Besprechung eines Abstinenzversuchs

Der Therapeut bespricht mit den Teilnehmern einen Abstinenzversuch in der kommenden Woche als Möglichkeit, einen ersten Schritt in Richtung Abstinenz zu machen. Dabei sollen die Patienten motiviert werden, möglichst auf den PC-Konsum zu verzichten.

Deutliche Empfehlung: Es wird ein vollständiger Verzicht für mindestens sechs Wochen dringend empfohlen. Mit der ersten Gruppentherapiesitzung soll damit begonnen werden.

Bei Widerstand muss der Therapeut klären, warum es dem Patienten so wichtig ist, das Spiel/den Chat etc. nicht ganz aufzugeben, sondern als Bestandteil seines Lebens beizubehalten und ob dies das Risiko eines Rückfalls ins alte Nutzungsverhalten wert ist. Falls die Patienten nicht auf das Spielen etc. verzichten möchten, soll ein klar definiertes Ziel (was, wann und ggf. wo) vereinbart werden.

Der Therapeut verdeutlicht, dass Abstinenz im Vergleich zu kontrolliertem Nutzungsverhalten die prognostisch günstigere Bewältigungsstrategie mit einem deutlich geringeren Rückfallrisiko darstellt.

(3) Erarbeitung von Therapiezielen und Therapievertrag

Schließlich erarbeitet der Therapeut gemeinsam mit den Patienten individuell verbindliche Ziele und Wege zur Veränderung, die in einem Therapievertrag festgehalten werden.

Die vereinbarten Ziele sollten sich zum einen konkret auf das Nutzungsverhalten (Abstinenz von bestimmten Spielen/Onlineinhalten, funktionaler Umgang mit Verlangen etc.), zum anderen auf globalere Ziele im Hinblick auf einen ausgewogenen Lebensstil (funktionaler Umgang mit Stress, Aufbau sozialer Kontakte sowie alternativer Freizeitaktivitäten etc.) beziehen.

Beispiel: Ziele des Patienten Herrn Z.

a) Wenn ich mit dem Computer für die FH arbeite, werde ich mich nicht mit dem Internet ablenken. Internetrecherchen betreibe ich kontrolliert, in einem vorher festgelegten zeitlichen Rahmen und nur in der FH.
b) Ich möchte meine Freizeitaktivitäten ausbauen:
   – Zwei Mal in der Woche laufen gehen (mit Freund oder ohne)
   – Mehr zeichnen (einen festen Tag dafür in der Woche reservieren, z. B. am Samstag)

Die Ziele der Patienten sollen in den Abstinenzrunden immer wieder aufgegriffen werden. Dabei kann gemeinsam geprüft werden, ob die Ziele noch passend sind oder ggf. modifiziert werden sollen. Die Ziele werden am Ende der Therapievereinbarung (► Abb. 6.2) dokumentiert. Dieser Vertrag kann immer wieder herangezogen und ggf. angepasst werden.

(4) Einführung der Verhaltensprotokolle

Die Verhaltensprotokolle (▶ Arbeitsblatt 6.1) werden durch den Therapeuten als wichtiges Instrument zur Selbstbeobachtung und als Möglichkeit, das bisher automatisiert ablaufende Verhalten zu durchbrechen, eingeführt.

Dabei protokollieren die Patienten in der folgenden Woche auslösende Momente des Verlangens online zu sein, die zugehörigen automatischen und Erlaubnis erteilenden Gedanken, Gefühle und körperlichen Empfindungen sowie die Stärke des auftretenden Verlangens und die Dauer der Internetnutzung. Bei Bedarf können die Wochenprotokolle auch im Verlauf der Therapie erneut herangezogen bzw. geführt werden.

(5) Zusammenfassung

Am Ende der Sitzung fasst der Therapeut nochmals die wichtigsten Erkenntnisse der Stunde zusammen, hebt wichtige Äußerungen und Erfahrungen der Patienten hervor und klärt offene Fragen.

Außerdem regt der Therapeut die Patienten dazu an, Ziele und Therapievereinbarung nochmals in der kommenden Woche zu rekapitulieren und erste Ziele umzusetzen.

d) Verabschiedung

Therapievereinbarung zwischen ______________________________

und Herrn/Frau ______________________________

Ich, Herr/Frau ______________________ habe ich mich für die ambulante Therapie in ______________________________ entschieden, um einen funktionalen Umgang mit dem PC zu erlernen.

Die Therapie erstreckt sich über 15 wöchentlich stattfindende Gruppensitzungen sowie 8 Einzelsitzungen, die alle 2 Wochen durchgeführt werden.

Ich weiß, dass für den Erfolg meines angestrebten Entwicklungsprozesses eine kontinuierliche Teilnahme an den Therapiesitzungen erforderlich ist und verpflichte mich, regelmäßig zu den Terminen zu erscheinen. Im Falle einer Verhinderung durch nicht beeinflussbare Gründe werde ich den Termin mindestens 24 Stunden vorher telefonisch absagen.

Mein(e) Therapeut(in) stellt sicher, dass die Sitzungen regelmäßig durchgeführt werden und wird mich im Falle einer Verhinderung umgehend informieren. Eine erfolgreiche Therapie setzt meine Mitarbeit und feste Entschlossenheit, dem Suchtverhalten aktiv entgegen zu wirken, voraus. Daher werde ich mich um Offenheit und Klarheit meinen Mitpatienten und Therapeuten gegenüber bemühen. Die Offenheit betrifft nicht nur vergangene Lebensereignisse, sondern auch aktuelle wie z.B. Spielverlangen, Rückfälle und aggressive Impulse gegen die eigene Person oder andere.

Auch ist mir bewusst, dass neben der regelmäßigen Teilnahme an den Therapiesitzungen meine Mitarbeit zwischen den Sitzungen einen wichtigen Bestandteil meiner Therapie darstellt. Ich werde mich in meinem Alltag um eine intensive Selbstbeobachtung bemühen sowie Aufgaben und Übungen, wie sie in der Therapie besprochen werden, durchführen.

Mein(e) Therapeut(in) bemüht sich über die gesamte Therapie hinweg um ein transparentes therapeutisches Vorgehen, welches sich an wissenschaftlich fundierten Behandlungsmethoden sowie speziell für Computerspiel-/Onlinesucht entwickelte Therapieinhalte, Aufgaben und Übungen orientiert.
Die klinische Erfahrung zeigt, dass bei der Therapie von Computerspiel- bzw. Onlinesucht eine Abstinenz vom bevorzugten Spiel bzw. Onlineinhalt die erfolgversprechendste Behandlungsstrategie ist. Ein kontrollierter Umgang ist auf Dauer in der Regel unmöglich und führt zu Rückfällen ins alte Nutzungsverhalten. Das Rückfallrisiko ist auch in belastenden Situationen und Lebensumständen erhöht.

Persönliche Informationen über Mitpatienten, die mir im Rahmen der Therapie zur Kenntnis gelangen, werde ich – auch nach Beendigung der Therapie – vertraulich behandeln und nicht an Dritte weitergeben. Die anderen Gruppenmitglieder werde ich stets respektvoll behandeln.

Mein(e) Therapeut(in) unterliegt der ärztlichen Schweigepflicht und wird keine Informationen an Dritte außerhalb des Behandlungsteams weitergeben, außer ich stimme der Informationsweitergabe ausdrücklich zu oder es liegt eine erhebliche Eigen- oder Fremdgefährdung vor.

Verstöße gegen die Therapievereinbarung oder Zweifel an meiner Entschlossenheit und Mitarbeit, dem Suchtverhalten entgegen zu wirken, führen zu Krisengesprächen mit meinem Therapeuten/meiner Therapeutin. Dies gilt für unentschuldigtes Fehlen, unregelmäßige Teilnahme an den Therapiesitzungen, Verheimlichung von Rückfällen, Nichterledigen von Aufgaben oder Übungen, die in der Therapie besprochen wurden etc. Kann daraufhin keine positive Erfolgsprognose für die Fortsetzung der Therapie gestellt werden, wird die Therapie beendet.

Bei wiederholter Rückfälligkeit muss eine Fortsetzung der Therapie streng geprüft und evtl. eine andere Therapieform (z.B. stationäre Therapie) in Betracht gezogen werden.

Zu Zwecken der Supervision und Weiterentwicklung des therapeutischen Konzepts möchte mein Therapeut/meine Therapeutin Videoaufnahmen von den Gruppensitzungen erstellen. Das setzt voraus, dass alle Gruppenmitglieder mit den Videoaufnahmen einverstanden sind. Diesbezüglich wird mein Therapeut/meine Therapeutin noch einmal gesondert um meine Zustimmung bitten.

Zur Erfolgsbewertung und zur Überprüfung der langfristigen Stabilität des Therapieerfolges wird mir mein Therapeut/meine Therapeutin bei Abschluss der Therapie sowie 6 Monate später Fragebögen zukommen lassen.

Ich habe das Obenstehende gelesen. Das Angebot und die Erwartungen an mich habe ich verstanden.
Ich wünsche, an dem Therapieprogramm teilzunehmen.

____________________ den __________

____________________ ____________________

(Unterschrift Patient) (Unterschrift Therapeut)

Therapieziele:

Abb. 6.2: Therapievertrag und Ziele (Fortsetzung)

5. Typische Schwierigkeiten in dieser Sitzung

Es sollte darauf geachtet werden, dass keine Patienten zu Außenseitern in der Therapiegruppe werden und alle Teilnehmer ungefähr den gleichen Zeitanteil bekommen. Wichtig ist, eine Überforderung gerade auch sozial gehemmter Teilnehmer zu vermeiden.

Die Teilnehmer sollen für einen Abstinenzversuch motiviert werden. Einwände sollten nicht übergangen, sondern ernst genommen und hinterfragt werden. Grundsätzlich ist der Abstinenzversuch jedoch freiwillig. Wenn Patienten nicht vollständig auf den PC-Gebrauch verzichten möchten, sollten klare Regeln und Zeitbegrenzungen in der Therapievereinbarung festgehalten werden.

Die Patienten neigen dazu, Ziele pauschal zu formulieren oder von anderen Teilnehmern unreflektiert zu übernehmen. Der Therapeut sollte daher darauf achten, dass jeder Patient individuelle Ziele formuliert. Außerdem ist bei der Zielformulierung darauf zu achten, dass die Ziele als realistische Annäherungsziele formuliert werden sowie konkret, operationalisierbar und erreichbar sind.

Bei der Erklärung der Verhaltensprotokolle ist darauf zu achten, dass die Patienten zwischen Situationen, Gedanken und Gefühlen differenzieren können.

6.2 Sitzung 2: Auslösende und aufrechterhaltende Faktoren des Suchtverhaltens

1. Ziele der Sitzung

In der zweiten Sitzung werden die Erfahrungen der Teilnehmer mit dem Abstinenzversuch anhand der Verhaltensprotokolle ausgewertet. Darauf aufbauend lassen sich interne und externe Auslöser des Suchtverhaltens identifizieren. Anhand eines Teufelskreismodells sollen die Patienten aufrechterhaltende Faktoren und eigene Motive erkennen lernen.

2. Material

Arbeitsblatt 6.1: Verhaltensprotokoll (Verhaltensprotokolle aus Sitzung 1)
Abb. 6.3: Teufelskreismodell

3. Einführung und Hintergrund

Anhand der Verhaltensprotokolle können die Ziele nochmals konkretisiert werden. Wiederholt soll dabei die Abstinenz vom Suchtverhalten als Therapieziel betont werden. Darüber hinaus sollen externe und interne Auslösemomente betrachtet

Mein Rückblick auf den __.__.__		
Habe ich heute ein Verlangen nach meiner Internetaktivität verspürt?	→ Ja, auf einer Skala von 0 bis 100 entsprach mein Verlangen der Stärke [.........]	→ Ich habe die Internetaktivität für [.........] Minuten ausgeführt
In welcher ***Situation*** befand ich mich, als das Verlangen auftauchte?	→	
Was ***dachte*** ich in dieser Situation?	→	
Welche ***Gefühle*** erlebte ich in dieser Situation?	→	
Wie fühlte sich mein ***Körper*** in dieser Situation an?	→	
Was ***erwartete*** ich mir in dieser Situation von der Internetnutzung?	→	

Arbeitsblatt 6.1: Verhaltensprotokoll

werden. Dabei sollen typische Situationen oder auch Muster von Situationen identifiziert werden, in denen immer wieder das Verlangen zu spielen bzw. online zu sein auftritt. Beispielsweise könnte dies der Fall sein, wenn der Patient allein und ohne Kontrolle zu Hause ist, am Feierabend, bei anstehenden unangenehmen Erledigungen wie Amtsgängen, Klausurvorbereitung, Haushaltsführung etc., nach Konflikten, nach Misserfolgen und erlebter Kritik und entsprechend damit einhergehenden negativen Gefühlen von Ärger, Frustration, Enttäuschung, Minderwertigkeitserleben etc. Indem der Therapeut die Patienten dazu motiviert, sich diese mittels der angeregten Verhaltensprotokolle bewusst zu machen, wird den Patienten jedoch bereits ein »Innehalten« und eine distanzierte Betrachtung des eigenen Erlebens ermöglicht.

Besonders wertvoll bei der Besprechung der Verhaltensprotokolle ist weiterhin die Identifikation von Unterschieden bei Situationen, in denen es geglückt ist, dem Verlangen zu spielen bzw. online zu sein zu widerstehen und Situationen, in denen dies nicht geglückt ist. Dies hilft den Patienten, eigenständig erste Möglichkeiten der Selbstregulation zu erkennen und auf bisher nicht erfolgreich gemeisterte Risikosituationen zu übertragen.

Zur weiteren Verdeutlichung der Aufrechterhaltung des Suchtverhaltens und damit der Motive der Patienten, trotz negativer Konsequenzen das dysfunktionale Verhalten fortzuführen, werden die Suchtkreisläufe (in Anlehnung an Küfner und Bühringer 1996) (▶ Abb. 6.3) eingeführt. Hier erkennen sich die Patienten meist schnell wieder und können eigene Teufelskreise schildern.

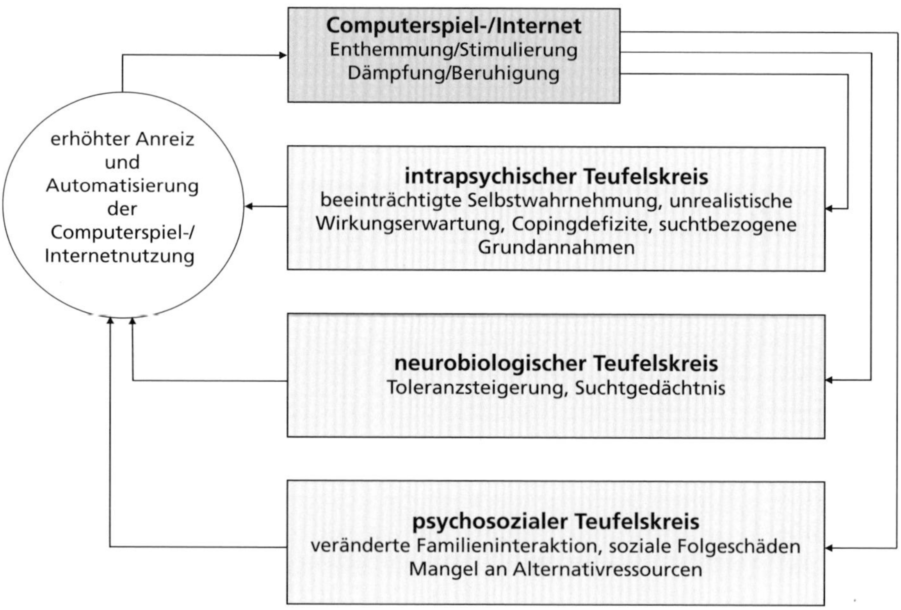

Abb. 6.3: Teufelskreismodell (in Anlehnung an Küfner und Bühringer 1996)

Cave: Nur für Therapeuten!

4. Ablauf der zweiten Sitzung

a) Begrüßung der Teilnehmer

b) Abstinenzrunde

Nach einem kurzen Resümee der letzten Stunde bespricht der Therapeut die Erfahrungen der Patienten mit dem Abstinenzversuch.

Der Therapeut erfragt bei jedem Patienten positive Veränderungen der letzten Woche. Diese werden dabei besonders hervorgehoben und verstärkt.

Werden Rückfälle berichtet, ist es wichtig, dass der Therapeut diesen eine hohe Priorität einräumt und Vorrang vor anderen Themen gewährt.

Darüber hinaus kann der Therapeut weitere wichtige Themen und Anliegen aufgreifen, von denen die Patienten berichten. Dabei sollte der Therapeut Ressourcen aktivierend vorgehen und Strategien des Motivationalen Interviews oder der Ziel- und Wertklärung nutzen.

Abschluss der Abstinenzrunde:

- Zum Abschluss fasst der Therapeut die wichtigsten Aspekte und Erkenntnisse der Abstinenzrunde zusammen.
- Darüber hinaus sollte der Therapeut die von ihm als besonders positiv wahrgenommenen Eindrücke und Veränderungen noch einmal herausstellen und verstärken.

c) Thema

(1) Auswertung der Verhaltensprotokolle

Anhand der nach Sitzung 1 ausgefüllten »Verhaltensprotokolle« (► Arbeitsblatt 6.1) können die Ziele (► Abb. 6.2) mit starker Fokussierung auf die Abstinenzforderung nochmals konkretisiert werden.

Außerdem werden die Verhaltensprotokolle mit den Patienten hinsichtlich interner und externer Auslösemomente, automatischer Erlaubnis erteilender Gedanken (z. B. »*War das ein anstrengender Tag, für heute habe ich genug gemacht, jetzt ist erst mal Abschalten und Entspannung angesagt.*«) sowie hilfreicher Strategien zum Umgang mit Verlangen ausgewertet.

Die Patienten werden dazu angeleitet, typische auslösende Situationen oder Gefühle bzw. Muster von Situationen oder Gefühlen zu identifizieren.

Dabei sollen Unterschiede zwischen Situationen, in denen der Patient dem Verlangen zu spielen widerstehen konnte, und Situationen, in denen der Patient dem Verlangen nachgab, herausgearbeitet werden. Der Therapeut sollte hier Ressourcen und Selbstregulationsmechanismen aufseiten der Patienten besonders verstärken.

Anhand der Verhaltensprotokolle regt der Therapeut bei den Patienten die intensive Auseinandersetzung mit ihren jeweiligen dysfunktionalen, die exzessive Internetnutzung stützenden Bewertungen an. Auch an dieser Stelle sollte der Therapeut die Patienten dazu motivieren, auf typische Gedanken bzw. Bewertungsmuster zu achten, welche wiederholt die exzessive Internetnutzung rechtfertigen und diese in einem ersten Schritt zu benennen und festzuhalten.

(2) Teufelskreismodell

Der Therapeut führt an der Flipchart die Suchtkreisläufe in Anlehnung an Küfner und Bühringer (1996, ► Abb. 6.3) ein und verdeutlicht daran die Aufrechterhaltung des Suchtverhaltens trotz negativer Konsequenzen. Dabei sollte der Therapeut auf die Beispiele der Patienten aus den Verhaltensprotokollen zurückgreifen bzw. die Patienten dazu anregen, eigene individuelle Teufelskreisläufe zu beschreiben.

Bei bisher fortgeführtem abhängigem Spiel- und Onlinenutzungsverhalten können Fragen wie »Was hält Sie weiterhin in diesen Teufelskreisen?« oder »Welche Möglichkeiten sehen Sie für sich, die Teufelskreise zu durchbrechen?« erste Ansätze zur Veränderung liefern.

Bereits abstinente Spieler können in ihrer Selbstwirksamkeit durch die Frage »Wie haben Sie es geschafft, die Teufelskreise zu durchbrechen?« gestärkt sowie im Gruppenkontext als Modell für andere Patienten genutzt werden.

(3) Zusammenfassung

Am Ende hebt der Therapeut besonders auffällige kognitive und emotionale Aspekte der Stunde nochmals zusammenfassend hervor.

Offene Fragen werden geklärt.

Schließlich gibt der Therapeut einen kurzen Ausblick auf die nächste Sitzung.

d) Verabschiedung

5. Typische Schwierigkeiten in dieser Sitzung

Gerade zu Beginn der Therapie sind die Identifikation dysfunktionaler Gedanken und die Benennung der Gefühle für die Patienten oft schwierig. So muss auch bei der Auswertung der Verhaltensprotokolle darauf geachtet werden, dass die Patienten zwischen Situation, Gedanke und Gefühl unterscheiden und konkrete Überlegungen formulieren.

6.3 Sitzung 3: Ressourcen und Alternativstrategien

1. Ziele der Sitzung

In der dritten Sitzung werden die Patienten dazu motiviert, Strategien zur Selbststeuerung sowie alternative Aktivitäten zur PC-Nutzung auszuprobieren. Dabei werden einerseits die schon vorhandenen Ressourcen der Patienten miteinbezogen, andererseits aber auch mögliche Hindernisse bei der Ausübung von Aktivitäten betrachtet und Lösungsmöglichkeiten erarbeitet.

2. Material

Arbeitsblatt 6.2: Hilfreiche Strategien im Umgang mit Verlangen und persönliche Aktivitäten

3. Einführung und Hintergrund: Ressourcen und Alternativstrategien

Ressourcenaktivierung: Wichtig ist, neben allen vorliegenden Problemen und Belastungen auch die Ressourcen jedes Patienten zu erfassen, um diese zielgerichtet in der Therapie einsetzen zu können. Hierbei geht es im Sinne des Motivational Interviewing zum einen um störungsspezifische Ressourcen (z. B. bisher gelungene adäquate Bewältigungsversuche, Krankheitseinsicht, Modelle in der Familie, im Freundes- und Bekanntenkreis). Zum anderen sollten bereits zu Beginn der Therapie störungsunspezifische Ressourcen wie soziale Einbindung, berufliche Integration, Hobbys etc. erhoben werden, um die Problemfokussierung zu lösen und die Selbstwirksamkeitserwartungen der Patienten zu erhöhen. Im Verlauf der Therapie kann dann im Sinne der Abstinenzstabilisierung auf die genannten Ressourcen zurückgegriffen werden.

Stimuluskontrolle und Selbststeuerung: Strategien zur Stimuluskontrolle sollen die dem Verhalten vorausgehenden Reizbedingungen kontrollieren und in Risikosituationen zum Einsatz kommen, sodass das Problemverhalten nicht ausgeführt wird. So kann z. B. die Internetnutzung in einen »geschützten Raum« wie die Universität, ein Internetcafé etc. verlegt werden oder eine technische Nutzungsbegrenzung (z. B. eine Kindersicherung) eingerichtet bzw. bestimmte Internetseiten gesperrt werden. Stellen soziale Verführungssituationen eine schwierige Herausforderung für den Patienten dar, kann ein Ablehnungstraining in Form eines Rollenspiels zur Anwendung kommen. Für die meisten Risikosituationen wird eine Bewältigung über Stimuluskontrolle jedoch schwer möglich sein. Insbesondere interne Auslöser wie unangenehme Gefühle, Stress und Konflikte benötigen eine alternative Bewältigung. Hierfür werden Selbststeuerungsstrategien vermittelt, die den Umgang mit auftretendem Verlangen erleichtern, z. B. Ablenkung, Übungen zur Aufmerksamkeitslenkung und Achtsamkeit, Kosten-Nutzen-Analysen, positive Selbstinstruktionen und soziale Unterstützung.

Alternative Aktivitäten: Häufig ergibt sich bei der Frage nach sozialen Kontaktmöglichkeiten automatisch die Betrachtung der Freizeitgestaltung der Betroffenen. Meist erscheint den Patienten die PC-Nutzung als einzige interesseweckende Freizeitaktivität. Durch die besonderen Gratifikationen der Onlineaktivität wie das Erleben von Kontrolle, Macht, Selbstwertsteigerung, Anerkennung sowie starken Glücksgefühlen (Flow-Erleben) hat sich die PC-Nutzung als automatisierte Handlungsroutine etabliert, die zur Verminderung der Neugier an alternativen Erfahrungen und Erlebnismöglichkeiten in der Realität führt. Es ist wichtig zu betonen, dass dies ein Symptom der Erkrankung (Stichwort Sensitivierung des Belohnungssystems) ist. PC-Spiele sowie andere Onlineinhalte (Social Networks, Erotikseiten etc.) sind zudem derart gestaltet, dass sie ein extrem hohes Maß an Stimulation, Erregung, Erfolgserleben und Euphorie bieten. Andere Freizeitaktivitäten, wie sportliche Aktivität, musikalische, künstlerische oder handwerkliche Betätigungen, das Lernen einer Fremdsprache etc., bedürfen hingegen insbesondere zu Beginn ihrer Ausführung ein gewisses Maß an Frustrationstoleranz und Durchhaltevermögen, um Erfolge spürbar zu machen. Um trotzdem wieder Freude und Antrieb durch alternative Freizeitaktivitäten zu erfahren, müssen die Patienten entsprechend auch niedrigschwelligere positive Erlebnisse zulassen, wahrnehmen und wertschätzen lernen.

4. Ablauf der dritten Sitzung

a) Begrüßung

b) Abstinenzrunde

Nach einem Resümee zur letzten Stunde erfragt der Therapeut bei jedem Patienten positive Veränderungen der letzten Woche. Diese werden dabei besonders hervorgehoben und verstärkt.

Werden Rückfälle berichtet, ist es wichtig, dass der Therapeut diesen eine hohe Priorität einräumt und Vorrang vor anderen Themen gewährt.

Darüber hinaus kann der Therapeut weitere wichtige Themen und Anliegen aufgreifen, von denen die Patienten berichten. Dabei sollte der Therapeut Ressourcen aktivierend vorgehen und Strategien des Motivationalen Interviews oder der Ziel- und Wertklärung nutzen.

Abschluss der Abstinenzrunde:

- Zum Abschluss fasst der Therapeut die wichtigsten Aspekte und Erkenntnisse der Abstinenzrunde zusammen.
- Darüber hinaus sollte der Therapeut die von ihm als besonders positiv wahrgenommenen Eindrücke und Veränderungen noch einmal herausstellen und verstärken.

c) Thema

(1) Stimuluskontrolltechniken

Gemeinsam überlegt der Therapeut mit den Patienten, inwieweit Stimuluskontrolle für bestimmte Auslösemomente möglich ist. Dabei sammelt er die bisherigen Erfahrungen der Patienten an der Flipchart. Mögliche Stimuluskontrollstrategien sind:

- Verlegen der Internetnutzung in einen »geschützten Raum«, z. B. die Universität, ein Internetcafé etc.
- Verlegen von Arbeiten am PC (z. B. Seminararbeiten, berufsbezogene Aufgaben) an einen Arbeitsplatz ohne Internetanschluss (z. B. ein Café, Bibliotheken)
- Einrichtung einer technischen Zugangssperre oder Zeitbegrenzung (z. B. eine Kindersicherung) im Browser mit spezieller Block-Software
- Sperren bestimmter Internetseiten
- Ablehnungstrainings in Form von Rollenspielen, wenn soziale Verführungssituationen eine schwierige Herausforderung für den Patienten darstellen

(2) Selbststeuerungsstrategien bei Verlangen

Hierzu werden vom Therapeuten gemeinsam mit den Patienten bisher hilfreiche Strategien zum Umgang mit Verlangen sowie neue Ideen diesbezüglich ebenfalls an der Flipchart gesammelt. Meist ergeben sich die folgenden vier Kategorien:

- Ablenkung über andere Aktivitäten (z. B. lesen, Sport treiben, spazieren gehen), bewusste Aufmerksamkeitslenkung auf andere Wahrnehmungen (z. B. von der inneren Anspannung hin zu äußeren Gegebenheiten im Sinne von Achtsamkeitsübungen),
- Vergegenwärtigung der negativen Konsequenzen des bisherigen bzw. eines erneuten Spiel-/Onlineverhaltens (z. B. Schulabbruch, soziale Isolation, Verwahrlosung, Schuld- und Schamgefühle, schlechtes Gewissen, Bestimmung des Lebens durch den PC) sowie der positiven Konsequenzen einer aufrechterhaltenen Abstinenz (z. B. erfolgreicher Abschluss des Studiums/der Ausbildung, reale Freunde, Zeit für andere Hobbys, besserer Kontakt zur Familie, freie Gestaltungsmöglichkeit der Freizeit, körperliche Fitness) bzw. Vergegenwärtigung der eigenen langfristigen Ziele und Werte (z. B. Job, Partnerin, Familie, Gesundheit) vs. der nur kurzfristig positiven Wirkung der Onlinenutzung,
- Positive Selbstinstruktionen (z. B. *»Statt zu spielen/online zu sein, kann ich auch … machen.«*, *»Heute gewinne ich, nicht die Sucht.«*, *»Jedes Mal, wenn ich nicht spiele/online gehe, obwohl ich das Verlangen danach verspüre, komme ich meinem Ziel der Abstinenz näher und es wird immer leichter für mich auf das Spiel/den Chat*

etc. zu verzichten.«, »Heute spiele ich nicht/gehe ich nicht online, morgen kann ich immer noch mal neu entscheiden.«),
- Soziale Unterstützung (Verabredung mit Freunden, Telefonieren, anderen die eigene Gefühlslage schildern etc.).

Die Patienten halten die für sie hilfreich erscheinenden Strategien auf dem Arbeitsblatt 6.2 »Hilfreiche Strategien im Umgang mit Verlangen« schriftlich fest und erproben diese in den nächsten Wochen auf ihre Tauglichkeit. Ggf. kann die Liste später ergänzt oder verändert werden.

(3) Aufbau alternativer Aktivitäten

Um den Patienten ein Gefühl zu vermitteln, dass auch andere Freizeitaktivitäten Spaß machen können, eruiert der Therapeut die Freizeitgestaltung vor Beginn der exzessiven PC-Nutzung. Er fragt detailliert nach positiven Erlebnissen, Erfolgen etc. diesbezüglich, um die assoziierten angenehmen Gefühle zu reaktivieren und erlebbar zu machen.

Haben Hobbys aus der Vergangenheit brach gelegen, sollte der Therapeut gemeinsam mit den Patienten überlegen, wie diese wieder im Alltag integriert werden können.

Auch kann der Therapeut z. B. nach Aktivitäten fragen, die die Patienten schon immer einmal ausprobieren wollten, sich jedoch nie getraut oder immer wieder aufgeschoben haben. Auch andere Aktivitäten, die z. B. mit Beruf und Ausbildung zusammenhängen, können herangezogen werden.

Können keine oder nur sehr wenige Freizeitideen von den Patienten entwickelt werden, kann der Therapeut als Hausaufgabe anbieten, vor Ort zu recherchieren, welche Vereine, Freizeitveranstaltungen, Kurse etc. angeboten werden und dann zu entscheiden, welche man ausprobieren möchte.

Möglicherweise auftretende Hindernisse und Vermeidungstendenzen bei der Durchführung der Aktivitäten werden vom Therapeuten erfragt und gemeinsam mit den Patienten ein angemessenerer Umgang sowie individuelle Motivationsstrategien besprochen. Dabei verdeutlicht der Therapeut, wie wichtig beim Aufbau neuer Verhaltensmuster Vorüberlegungen und Planung sind.

Die Patienten werden angeregt, die gesammelten Aktivitäten auf dem Arbeitsblatt 6.2 »Persönliche Aktivitäten« festzuhalten und ein bis zwei Aktivitäten für die kommende Woche detailliert zu planen (Was? Wann? Wo? Mit Wem? …)

(4) Zusammenfassung

Der Therapeut fasst die wichtigsten Ziele und Aspekte der Sitzung zusammen und hebt die von den Patienten genannten Strategien, Aktivitäten und Lösungsmöglichkeiten nochmals positiv hervor.

d) Verabschiedung

Hilfreiche Strategien im Umgang mit Verlangen

Persönliche Aktivitäten			
Was?			
Wann?			
Wo?			
Mit wem?			

Arbeitsblatt 6.2: Hilfreiche Strategien im Umgang mit Verlangen und persönliche Aktivitäten

5. Typische Schwierigkeiten in dieser Sitzung

Bei der gemeinsamen Besprechung der Selbststeuerungsstrategien ist es vonseiten des Therapeuten wichtig, das Auftreten von Suchtverlangen zu entkatastrophisieren und als Teil der vorliegenden Erkrankung neu zu bewerten. Es ist essenziell, den Patienten zu vermitteln, dass das Verlangen zu spielen bzw. online zu sein nicht ganz eliminiert werden, jedoch ein funktionaler Umgang und eine erfolgreiche Bewältigung desselben erreicht werden können. Die Trennung zwischen Handlungsimpuls und Handlung ist hierbei entscheidend. Verlangen tritt zwar automatisch auf, muss jedoch nicht zwangsweise zu einer dysfunktionalen Onlinenutzung führen, sondern kann ausgehalten und bewältigt werden. Eine akzeptierende Haltung, dass Verlangen immer wieder, wenn auch über die Zeit reduzierter und weniger intensiv auftreten kann und wird (Stichwort Suchtgedächtnis), erleichtert es den meisten Patienten, einen adäquaten Umgang damit zu finden.

Trifft man bei der Auswahl und Planung alternativer Freizeitaktivitäten bei den Patienten auf großen Widerstand (im Sinne von *»Das ist alles nichts für mich.«* oder *»Das passt alles zeitlich nicht in meine Alltagsgestaltung.«* etc.), lohnt es sich, auf die dahinter liegenden Sorgen und Ängste einzugehen. Meist sind dies soziale Ängste, auf andere Menschen zu treffen, in bestehende Gruppen zu kommen, sich dort zu blamieren, Außenseiter zu sein etc., die die Patienten abhalten, neue Hobbys aufzunehmen. Diese müssen eingehend mit dem Patienten besprochen und im Sinne des sokratischen Dialogs hinterfragt werden. Kognitive Methoden können den Patienten helfen, sich trotz bestehender Ängste, alternativen Freizeitaktivitäten zu widmen und sich so weiter von der virtuellen Welt zu lösen.

Die Aufnahme und Durchführung der Aktivitäten sollten mit den Patienten so genau und detailliert wie möglich erarbeitet werden. Hierbei kommen häufig weitere Barrieren und »potenzielle« Hinderungsgründe bei der (regelmäßigen) Durchführung der alternativen Freizeitaktivität (z. B. Wetterabhängigkeit, weite Anfahrt, zeitliche Interferenz mit anderen Aktivitäten) zum Vorschein. Diese müssen berücksichtigt und Lösungsmöglichkeiten erarbeitet werden. Dabei handelt es sich auch um suchtspezifische kognitive Verzerrungen. Dann ist es hilfreich, den Patienten zu verdeutlichen, dass diese Haltung ein Teilaspekt der Störung sein kann. Außerdem muss immer wieder aufgezeigt werden, wie wichtig beim Aufbau eines neuen Verhaltensmusters Vorüberlegungen und Planung sind, um das Risiko eines Rückfalls in das alte automatisierte Verhaltensmuster zu mindern. Werden neue Freizeitaktivitäten aufgenommen und umgesetzt, müssen diese Erfahrungen motivationsfördernd vom Therapeuten aufgegriffen werden. Ebenso werden Vermeidungstendenzen immer wieder besprochen und hilfreiche Gedanken und Lösungsmöglichkeiten für einen neuen Versuch erarbeitet.

6.4 Sitzung 4: Psychoedukation

1. Ziele der Sitzung

Ziel der Psychoedukation ist es, dem Patienten wichtige Informationen zur Entstehung und Aufrechterhaltung seiner Suchterkrankung näher zu bringen, um daraus ableitend die Krankheitseinsicht zu fördern sowie therapeutische Interventionsmöglichkeiten aufzuzeigen. Der Patient sollte zum Ende der Sitzung eine Vorstellung davon haben, wie er eine Computerspiel- und Internetsucht entwickeln konnte und an welchen Punkten Veränderungen zielführend sind.

2. Materialien und Arbeitsblätter

Abb. 6.4: Entscheidungsbilanz – Suchtverhalten oder Abstinenz?

3. Einführung und Hintergrund

Im Rahmen der Psychoedukation werden den Patienten grundlegende störungsspezifische Informationen zur Entstehung und Aufrechterhaltung einer Computerspiel- und Internetsucht (Prädispositionen, Lernprozesse, Teufelskreise der Sucht) vermittelt.

Anhand typischer Beispiele (z. B. die Experimente von Pawlow (1927) und Olds und Milner (1954)) können die beiden Lernmodelle des klassischen und operanten Konditionierens den Patienten leicht verständlich und anschaulich nähergebracht und im Anschluss auf die eigene Suchterkrankung übertragen werden. Besonders hilfreich ist der Vergleich mit stoffgebundenen Suchterkrankungen oder Glücksspielsucht. Dadurch wird den Patienten eine Übertragung der Suchtmechanismen auf die eigene Situation erleichtert und die Krankheitseinsicht gefördert. So können die Patienten gut nachvollziehen, dass der – insbesondere anfangs – stark positive Effekt der Onlinenutzung, die damit verbundenen Gefühle von Stolz, Euphorie etc. sowie die gleichzeitige Entlastung von Sorgen, Ängsten, Ärger, Traurigkeit etc. sie immer wieder dazu angetrieben hat, diese Erfahrungen erneut zu machen.

Als vermittelnde Gehirninstanz wird das Belohnungszentrum eingeführt sowie seine Fähigkeit zur Sensitivierung. Das hat letztendlich die Einengung auf den PC als einzige Quelle positiver Gefühle bzw. einzige Möglichkeit zur Regulation negativer Gefühle zur Folge. Die Sensitivierung des Belohnungssystems und die Bildung des Suchtgedächtnisses sind für viele Patienten wichtige und entlastende Information, um zu verstehen, warum sie trotz besseren Wissens immer wieder online gegangen sind.

Es empfiehlt sich, die erarbeitete Theorie mit Beispielen der Patienten zu untermauern und damit die Reflexion der individuellen gefühlsregulatorischen Prozesse zu fördern. Als Ableitung für die Therapie wird auf die Vermittlung alternativer Möglichkeiten der Gefühlsregulation verwiesen.

4. Ablauf der vierten Sitzung

a) Begrüßung

b) Abstinenzrunde

Nach einem Resümee zur letzten Stunde erfragt der Therapeut bei jedem Patienten positive Veränderungen der letzten Woche. Diese werden besonders hervorgehoben und verstärkt.

Außerdem werden Erfahrungen mit den Alternativstrategien besprochen. Positive Erlebnisse werden verstärkt, Probleme oder Vermeidungstendenzen werden aufgegriffen und Lösungsstrategien gesammelt.

Werden Rückfälle berichtet, ist es wichtig, dass der Therapeut diesen eine hohe Priorität einräumt und Vorrang vor anderen Themen gewährt.

Darüber hinaus kann der Therapeut weitere wichtige Themen und Anliegen aufgreifen, von denen die Patienten berichten. Dabei sollte der Therapeut Ressourcen aktivierend vorgehen und Strategien des Motivationalen Interviews oder der Ziel- und Wertklärung nutzen.

Abschluss der Abstinenzrunde:

- Zum Abschluss fasst der Therapeut die wichtigsten Aspekte und Erkenntnisse der Abstinenzrunde zusammen.

- Darüber hinaus sollte der Therapeut die von ihm als besonders positiv wahrgenommenen Eindrücke und Veränderungen noch einmal herausstellen und verstärken.

c) Thema

(1) Psychoedukation

Zunächst befragt der Therapeut die Patienten zu ihrem Verständnis bzw. Erklärungsmodellen der Computerspiel- und Internetsucht.

Aufbauend auf den Vorstellungen der Patienten erklärt der Therapeut anschaulich anhand von Beispielen (z. B. tierexperimentelle Untersuchungen von Pawlow (1927) oder Olds und Milner (1954)) die Lernmechanismen des klassischen und operanten Konditionierens. Der Therapeut kann hier Parallelen zu stoffgebundenen Suchterkrankungen bzw. der Glücksspielsucht ziehen, um das Verständnis zu fördern, z. B. bei Glücksspielsüchtigen erzeugt allein das Anschauen der Automaten ein Gefühl von Euphorie und des Nervenkitzels.

Danach sammelt der Therapeut mit den Patienten erste Ideen, welche externen und internen Reize für sie zu konditionierten Auslösereizen von Suchtverlangen geworden sind. Externe Auslösereize können z. B. der Anblick des PCs, das Sprechen über Spielinhalte, Bilder von Spielfiguren, interne Auslösesituationen können negative Gefühle wie Einsamkeit, Ärger, Versagensängste oder auch körperliche Spannungszustände sein.

Außerdem kann der Therapeut die zunehmende Zweckentfremdung der Computernutzung anhand der Patientenbeispiele aufgreifen, um den Patienten die Funktionalität ihres Verhaltens näher zu bringen.

Auch sollte der Therapeut verdeutlichen, dass der psychotrope Effekt im Unterschied zu den stoffgebundenen Süchten nicht über die Zuführung von psychotropen Substanzen, sondern allein durch das übermäßig durchgeführte und belohnend wirkende Verhalten und die hierdurch ausgelösten körpereigenen biochemischen Veränderungen im Gehirn bewirkt wird. Die Veranschaulichung anhand anderer Verhaltenssüchte, z. B. Glücksspielsucht, Sexsucht, kann hier hilfreich sein.

Der Therapeut bespricht mit den Patienten, dass durch vermehrtes Spielen das Belohnungssystem immer empfindlicher für suchtmittelassoziierte Reize wird, d. h. sich eine erhöhte Aufmerksamkeit und somit ein bevorzugtes Aufsuchen von suchtmittelassoziierten Reizen herausbildet. Damit erklärt der Therapeut auch das Konzept des Suchtgedächtnisses: Bestimmte Bilder oder auch Erinnerungen bekommen schließlich eine hohe Potenz, das Suchtverhalten immer wieder, auch nach langer Abstinenz, auszulösen. Hier kann der Therapeut Rückfallsituationen von Patienten als Beispiele einbeziehen.

Der Therapeut problematisiert außerdem die suchtspezifische exzessive Orientierung an den computerassoziierten Belohnungsstimuli. Zur Erreichung der Abstinenz müssen die Patienten andere nun weniger belohnend wirkende Stimuli akzeptieren lernen. Hier kann der Therapeut mit den Patienten nochmals die individuellen Therapieziele heranziehen und ggf. neue Ideen/Ziele einfügen.

(2) Kosten-Nutzen-Analyse

Der Therapeut regt die Patienten dazu an, die Vor- und Nachteile von Suchtverhalten und Abstinenz zu überdenken. Zunächst sammelt er die Vorschläge im Allgemeinen an der Flipchart (► Abb. 6.4) in einem Vier-Felder-Schema. Danach werden die Patienten im Einzelnen nach ihren individuellen Vor- und Nachteilen befragt. Der Therapeut kann hier die Patienten durch die Erklärung entlasten, dass die häufig vorhandene und wechselhafte Ambivalenz bzgl. der Abstinenz davon abhängt, wie Kosten und Nutzen von Suchtverhalten und Abstinenz verteilt sind.

(3) Zusammenfassung

Der Therapeut fasst die wichtigsten Ziele und Aspekte der Sitzung zusammen und hebt die von den Patienten genannten Erfahrungen und Beispiele nochmals positiv hervor.

d) Verabschiedung

Suchtverhalten oder Abstinenz? Notieren Sie alle Vor- und Nachteile, die Sie bei Abstinenz, aber auch bei weiterem Suchtverhalten empfinden.		
	Suchtverhalten	**Abstinenz**
Vorteile		
Nachteile		

Abb. 6.4: Entscheidungsbilanz – Suchtverhalten oder Abstinenz?

5. Typische Schwierigkeiten in dieser Sitzung

Gerade beim Thema »Psychoedukation« sollte der Therapeut darauf achten, dass die Patienten nicht »abschalten«, und die Patienten bitten, eigene Beispiele zu schildern. Auch sollten die Erklärungen einfach und anschaulich gehalten werden.

Bei der Kosten-Nutzen-Analyse sollte der Therapeut darauf achten, dass die Patienten nicht sozial erwünscht antworten und sich nur auf die Nachteile der Sucht und die Vorteile der Abstinenz konzentrieren. Auch die Vorteile des Suchtverhaltens bzw. die Nachteile der Abstinenz müssen zur Sprache kommen. Jeder Patient sollte eine realistische Kosten-Nutzen-Analyse vornehmen.

6.5 Sitzung 5: Entwicklung eines individuellen Entstehungsmodells

1. Ziele der Sitzung

Die Patienten sollen in dieser Sitzung ein individuelles Entstehungsmodell (TRIAS-Modell) ihrer Suchtproblematik entwickeln und ein Verständnis für die verschiedenen Einflussfaktoren bekommen. Mithilfe des TRIAS-Modells werden die Patienten v. a. dafür sensibilisiert, dass defizitäre physiologisch-biologische Anteile, beispielsweise das Vorliegen einer ADHS, u. U. schon in der Kindheit durch dysfunktionales Mediennutzungsverhalten kompensiert wurden.

2. Materialien und Arbeitsblätter

Abb. 6.5: Das auf Internetnutzungsstörungen angepasste TRIAS-Modell
Arbeitsblatt 6.3: Das individuelle TRIAS-Modell

3. Einführung und Hintergrund: Das TRIAS-Modell

Für die Patienten ist es meist hilfreich zu erfahren, dass die Entstehung und vor allem auch die Aufrechterhaltung süchtigen Verhaltens ein komplexer Prozess und multifaktoriell bedingt ist. Entsprechend geht es auch nicht um die Erschließung »der einen Ursache« für ihre Suchterkrankung, sondern um die Aufdeckung der verschiedenen Einflussfaktoren und ihrer Interaktionen.

Zur Veranschaulichung kann das in Kapitel 2.1 beschriebene und als Zusatzmaterial vorhandene TRIAS-Modell (► Abb. 6.5) nach Kielholz und Ladewig (1973) verwendet werden, welches auf Computerspiel- und Internetsucht angepasst wurde. Es weist auf die unterschiedlichen Bedingungen hin, die bei der Entstehung einer Computerspielsucht eine Rolle spielen können. Als hauptsächliche Einflussfaktoren werden dabei Aspekte der Person, der Umwelt sowie des Computers selbst angesehen.

4. Ablauf der fünften Sitzung

a) Begrüßung

b) Abstinenzrunde

Nach einem Resümee zur letzten Stunde erfragt der Therapeut bei jedem Patienten positive Veränderungen der letzten Woche. Diese werden dabei besonders hervorgehoben und verstärkt.

Cave: Nur für den Therapeuten!

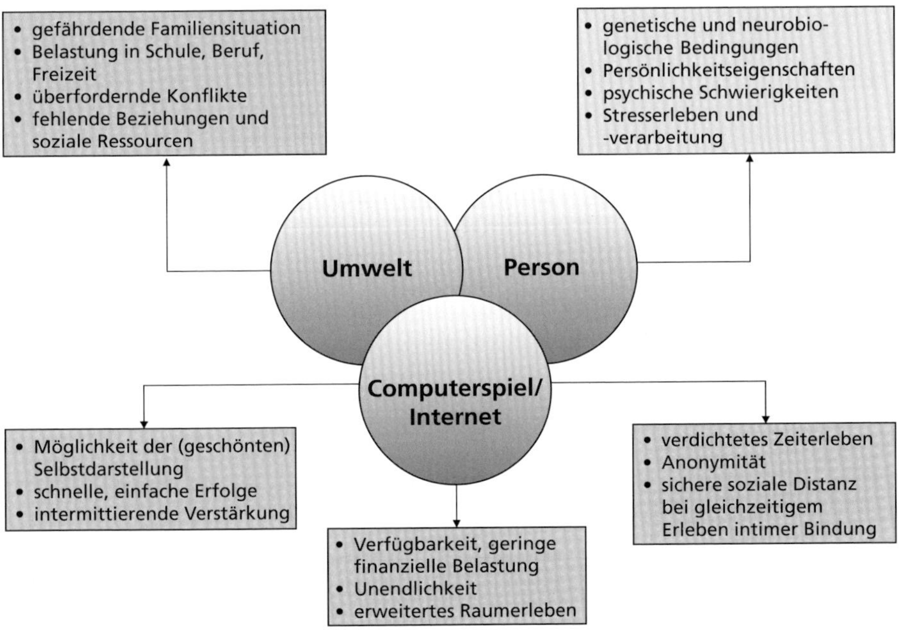

Abb. 6.5: Das auf Internetnutzungsstörungen angepasste TRIAS-Modell nach Kielholz und Ladewig (1973)

Werden Rückfälle berichtet, ist es wichtig, dass der Therapeut diesen eine hohe Priorität einräumt und Vorrang vor anderen Themen gewährt.

Darüber hinaus kann der Therapeut weitere wichtige Themen und Anliegen aufgreifen, von denen die Patienten berichten. Dabei sollte der Therapeut Ressourcen aktivierend vorgehen und Strategien des Motivationalen Interviews oder der Ziel- und Wertklärung nutzen.

Abschluss der Abstinenzrunde:

- Zum Abschluss fasst der Therapeut die wichtigsten Aspekte und Erkenntnisse der Abstinenzrunde zusammen.
- Darüber hinaus sollte der Therapeut die von ihm als besonders positiv wahrgenommenen Eindrücke und Veränderungen noch einmal herausstellen und verstärken.

c) Thema

(1) Das TRIAS-Modell

Der Therapeut erklärt das TRIAS-Modell an der Flipchart zunächst am Beispiel einer Depression und sammelt mit den Patienten auf die Umwelt bezogene, auf Personen bezogene sowie biologische Einflussfaktoren. Der Therapeut soll dabei den Patienten vermitteln, dass es sich um ein multifaktorielles Modell handelt und es nicht »eine einzige Ursache« für die Entstehung von psychischen Erkrankungen gibt.

Danach überträgt der Therapeut das Modell auf die Computerspiel- und Internetsucht und erarbeitet gemeinsam mit den Patienten im Sinne von »Warum sind gerade Sie computerspiel-/internetabhängig geworden?«, welche intra- und interpersonellen Faktoren (z. B. soziale Hemmungen, Ängstlichkeit, Impulsivität, mangelnde soziale Einbindung, konfliktreiche Familiensituation) einen wesentlichen Beitrag zur Entstehung und Aufrechterhaltung ihres individuellen Krankheitsverlaufs geleistet haben. Die personenbezogenen, umweltbezogenen und auf den Computer bezogenen Einflussfaktoren halten die Patienten schriftlich in Arbeitsblatt 6.3 fest.

Folgende Fragen können hilfreich sein:

- Was führt dazu, dass Sie spielen/ins Internet gehen? Welche Aspekte in Familie/Schule/Beruf führen dazu? Welche anderen Belastungen/Konflikte spielen eine Rolle?
- Warum sind gerade Sie computerspiel-/internetabhängig geworden? Welche persönlichen Anteile, Eigenschaften oder Entwicklungsbedingungen lassen Sie exzessiv reagieren?
- Was gibt Ihnen das Spiel? Was macht das Spiel für Sie interessant?

Dann stellen die Patienten ihr individuelles Entstehungsmodell in der Gruppe vor. Der Therapeut greift Parallelen und Unterschiede zwischen den Modellen auf und zeigt daran nochmals auf, dass es nicht »die« Ursache gibt, sondern bei jedem Patienten eine individuelle Kombination von Entstehungsbedingungen vorliegt.

(2) Zusammenfassung

Der Therapeut fasst die wichtigsten Ziele und Aspekte der Sitzung zusammen und hebt die von den Patienten genannten Erfahrungen und Beispiele nochmals positiv hervor.

d) Verabschiedung

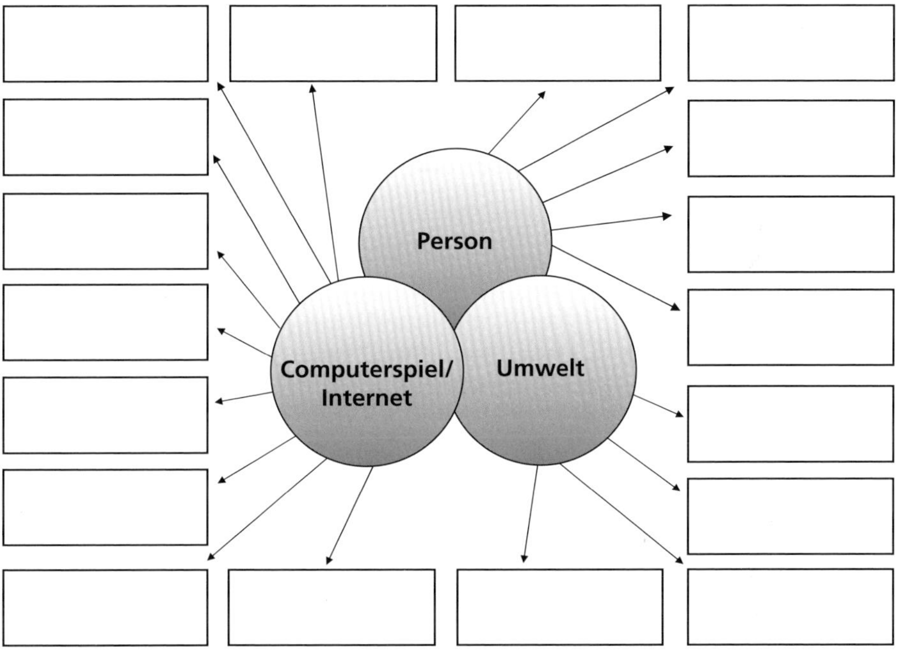

Arbeitsblatt 6.3: Das individuelle TRIAS-Modell

5. Typische Schwierigkeiten in dieser Sitzung

Den Patienten fällt es meist schwer, physiologisch-biologische Anteile bei sich zu erkennen. Daher sollte der Therapeut darauf achten, die Patienten durch gezieltes Fragen hierfür zu sensibilisieren. Mögliche Beispielfragen sind:

- Wie würden Sie sich als Typ beschreiben?
- Sind Sie jemand, der leicht ablenkbar ist oder der sich gut in ein Buch vertiefen kann? etc.

6.6 Sitzung 6: Entwicklung eines individuellen SORCK-Schemas I

1. Ziele der Sitzung

Mit dieser Sitzung soll eine intensive Auseinandersetzung mit den eigenen individuellen Auslösemomenten, automatischen Gedanken und Verstärkungserfahrungen unter Einbeziehung von Verhaltensprotokollen und Mikroanalysen des süchtigen PC-Konsums angeregt werden.

2. Material

Abb. 6.6: Beispiel eines SORCK-Modells
Abb. 6.7: Auslöseschema des Suchtverhaltens
Arbeitsblatt 6.1: Verhaltensprotokoll (Verhaltensprotokolle aus Sitzung 1)
Arbeitsblatt 6.4: Mikroanalyse (individuelles SORCK-Modell)

3. Einführung und Hintergrund: Das SORCK-Modell

Mithilfe des SORCK-Modells (▶ Abb. 6.6 und ▶ Abb. 6.7) soll mit den Patienten erarbeitet werden, dass eine wichtige Komponente bei der Entstehung von Suchtverlangen sogenannte suchtspezifische Grundannahmen, Wünsche (z. B. »*Wenn ich spiele, vergesse ich alles um mich herum.*«, »*Wenn ich spiele, erhalte ich Anerkennung von anderen.*«, »*Wenn ich spiele, habe ich alles unter Kontrolle.*«, »*Nur online bin ich sozial kompetent.*«) und automatische Gedanken (z. B. »*Schalt ein und mach was Schönes.*«) darstellen. Diese sind wesentlich bei der Bildung von positiven Erwartungen an die Computernutzung und damit an der Entstehung des übermächtigen Verlangens nach der Computernutzung beteiligt und stehen ihrerseits mit Erlaubnis erteilenden Gedanken in Zusammenhang (z. B. »*Nach dem ganzen Stress heute habe ich es verdient, jetzt zu spielen.*«, »*Wenigstens ein bisschen Spaß heute nach all dem Ärger.*«). Das so genährte Verlangen online zu sein, führt dann letztendlich dazu, dass das Spiel- und Onlinenutzungsverhalten ausgeführt wird. Als therapeutische Ableitung wird darauf verwiesen, dass durch eine bewusste Wahrnehmung und Identifikation der konditionierten Auslösereize und der damit einhergehenden, automatisiert ablaufenden kognitiven Verhaltensprozesse eine Durchbrechung des Suchtkreislaufes möglich wird. In der Sitzung 7 »Entwicklung eines individuellen SORCK-Schemas II« (▶ Kap. 6.7) werden die Mikroanalysen (individuelle SORCK-Modelle) für alle Gruppenteilnehmer fortführend entwickelt und vertiefend bearbeitet. Für diese (zeitlich) umfassende Thematik hat es sich in der Praxis als vorteilhaft erwiesen, zwei Sitzungen (Sitzung 6 und Sitzung 7) einzuplanen.

Zur Einführung der Mikroanalysen werden die schon nach der ersten Sitzung erstellten Verhaltensprotokolle (▶ Arbeitsblatt 6.1) nochmals herangezogen und auf das SORCK-Modell (▶ Abb. 6.6) übertragen.

Cave: Nur für den Therapeuten!

4. Ablauf der sechsten Sitzung

a) Begrüßung der Teilnehmer

b) Abstinenzrunde

Nach einem Resümee zur letzten Stunde erfragt der Therapeut bei jedem Patienten positive Veränderungen der letzten Woche. Diese werden dabei besonders hervorgehoben und verstärkt.

Werden Rückfälle berichtet, ist es wichtig, dass der Therapeut diesen eine hohe Priorität einräumt und Vorrang vor anderen Themen gewährt.

Darüber hinaus kann der Therapeut weitere wichtige Themen und Anliegen aufgreifen, von denen die Patienten berichten. Dabei sollte der Therapeut Ressourcen aktivierend vorgehen und Strategien des Motivationalen Interviews oder der Ziel- und Wertklärung nutzen.

Abschluss der Abstinenzrunde:

- Zum Abschluss fasst der Therapeut die wichtigsten Aspekte und Erkenntnisse der Abstinenzrunde zusammen.
- Darüber hinaus sollte der Therapeut die von ihm als besonders positiv wahrgenommenen Eindrücke und Veränderungen noch einmal herausstellen und verstärken.

c) Thema

(1) Einführung des individuellen Störungsmodells

Zur Einführung der SORCK-Analyse erarbeitet und wiederholt der Therapeut gemeinsam mit den Patienten nochmals die Zusammenhänge zwischen internalen oder externalen Risikosituationen, suchtspezifischen Grundannahmen und automatischen Gedanken, die das Verlangen auslösen. Dieses steht wiederum mit automatischer Erlaubnis erteilenden Gedanken in Zusammenhang, wodurch dann das PC-/Onlinenutzungsverhalten ausgelöst wird. Der Therapeut kann dies wie in Abbildung 6.7 an der Flipchart verdeutlichen.

Der Therapeut zieht hierzu Beispiele aus dem Teilnehmerkreis heran und betont, dass schon allein durch eine bewusste Wahrnehmung und Identifikation der in Abbildung 6.7 aufgeführten Prozesse eine Durchbrechung des Suchtkreislaufes möglich ist.

(2) Entwicklung eines individuellen SORCK-Schemas

Der Therapeut bittet dann die Patienten, die schon nach Sitzung 1 ausgefüllten Verhaltensprotokolle (▶ Arbeitsblatt 6.1) nochmals hinsichtlich

- typischer interner und externer Auslösemomente,
- automatischer Erlaubnis erteilender Gedanken (z. B. »*War das ein anstrengender Tag, für heute habe ich genug gemacht, jetzt ist erst mal Abschalten und Entspannung angesagt.*«),
- Reaktionen auf körperlicher Ebene (z. B. Anspannung, innere Unruhe) und emotionaler Ebene (Wut, Einsamkeit, Niedergeschlagenheit) sowie
- Verhaltensweisen in der Situation (z. B. Rückzug vor den PC)

auszuwerten.

Die Patienten werden dann vom Therapeuten dazu angeleitet, die Erkenntnisse aus den Verhaltensprotokollen auf das SORCK-Modell zu übertragen. Dazu wird das Arbeitsblatt 6.4 herangezogen. Jeder Patient erstellt eine ausführliche individuelle Verhaltensanalyse (SORCK-Modell). Das SORCK-Modell beschreibt neben den auslösenden Stimuli die Reaktion auf kognitiver, emotionaler, physiologischer und Verhaltensebene sowie die kurz- und langfristigen Konsequenzen des dysfunktionalen PC-Nutzungsverhaltens.

Außerdem leitet der Therapeut die Patienten dazu an, die schon bisher erarbeiteten Faktoren, die in ihrer Person begründet liegen, unter der Kategorie Person (= Organismusvariable) einzuordnen. Darunter fallen überdauernde Eigenschaften, Lebenseinstellungen, Wertvorstellungen, Persönlichkeitsstile, Entwicklungsrückstände und kulturell geprägte Grundannahmen (z. B. soziale Gehemmtheit, geringe Frustrationstoleranz, narzisstische Persönlichkeitsakzentuierung).

Während der Bearbeitung der Mikroanalysen soll ein besonderer Schwerpunkt auf den gefühlsregulierenden Mechanismus (Stichwort medienfokussiertes Coping) der dysfunktionalen PC-Nutzung gelegt werden. Gerade bei der Emotionsdiskrimination zeigen sich häufig Defizite bei den Patienten. Hier soll spezifische Hilfestellung des Therapeuten geleistet werden, um neben der oft genannten Langeweile weitere Gefühle wie Ärger, Angst oder Traurigkeit herauszuarbeiten, welche durch die Mediennutzung verdrängt werden. Dies lässt sich gut anhand der Variable »PC-Nutzung – gefühlsmäßig« im SORCK-Schema mit den Patienten erarbeiten.

An dieser Stelle ist es sinnvoll, psychoedukative Elemente zu Emotionen und deren Regulation einfließen zu lassen. So wird mit den Patienten erarbeitet, welche Funktionen Emotionen haben bzw. die Unterschiede verschiedener Emotionen herausgestellt.

Der Therapeut sollte dabei sicherstellen, dass die Patienten die Kategorien des SORCK-Modells verstanden haben, und auf Fragen der Patienten eingehen.

Abschließend wiederholt der Therapeut gemeinsam mit den Patienten nochmals die Kosten-Nutzen-Analyse (▶ Kap. 6.4 Sitzung 4) und bespricht die durch die SORCK-Analyse evtl. neu hinzugekommenen Aspekte.

(3) Zusammenfassung

Am Ende hebt der Therapeut besonders auffällige kognitive und emotionale Aspekte der Mikroanalysen sowie die aufrechterhaltenden Bedingungen nochmals zusammenfassend hervor.

Außerdem regt der Therapeut die Patienten dazu an, die SORCK-Kategorien in der nächsten Woche in Verlangenssituationen oder bei kontrollierter bzw. funktionaler Nutzung des PCs zu rekapitulieren.

Noch offene Fragen werden geklärt.

Schließlich gibt der Therapeut einen kurzen Ausblick auf die nächste Sitzung.

(d) Verabschiedung

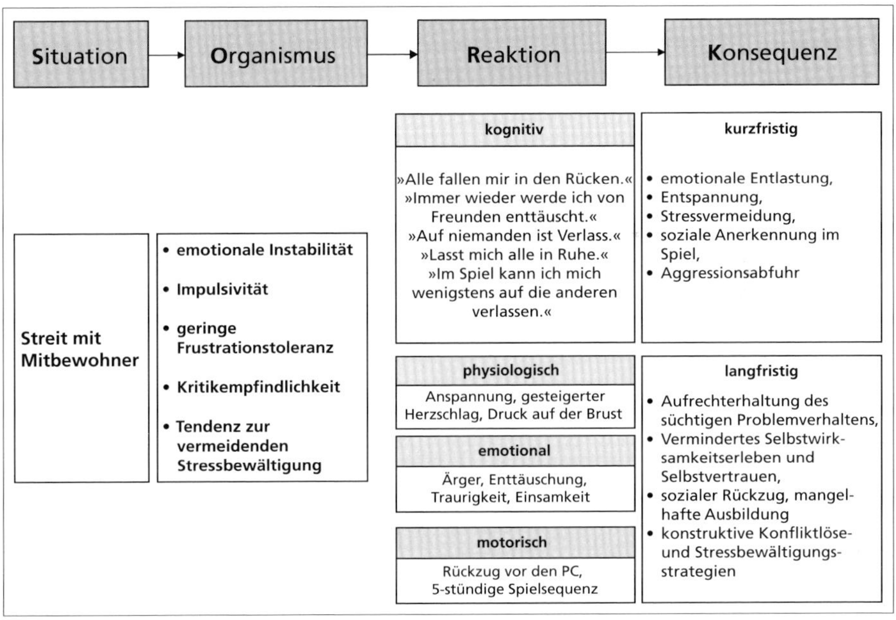

Abb. 6.6: Beispiel eines SORCK-Modells

5. Typische Schwierigkeiten in dieser Sitzung

Den Patienten fällt es oft schwer, sich unter der Kategorie »Person« bzw. der Organismusvariablen etwas vorzustellen. Der Therapeut sollte also darauf achten, dass jeder Patient verstanden hat, worum es geht.

Es kommt vor, dass Patienten bei der Mikroanalyse nicht die Verlangenssituation vor dem Konsum als Beispiel heranziehen, sondern die Konsumsituation selbst. Daher sollte der Therapeut nochmals hervorheben, dass es immer um die Verlangenssituation geht.

Falls den Patienten die Unterscheidung zwischen Gedanken und Gefühlen schwer fällt, sollte der Therapeut dies mithilfe eines Patientenbeispiels erklären.

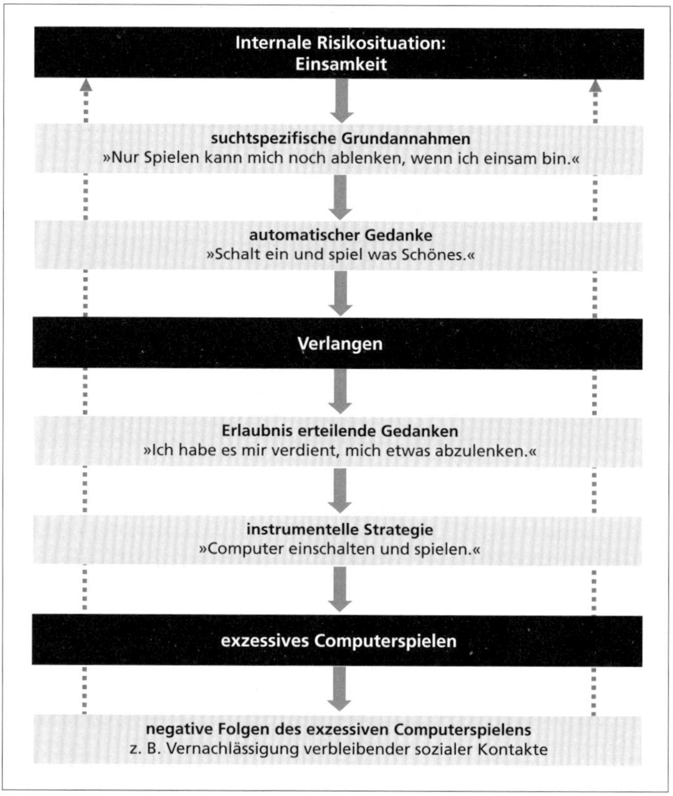

Abb. 6.7: Auslöseschema des Suchtverhaltens

Cave: Nur für den Therapeuten!

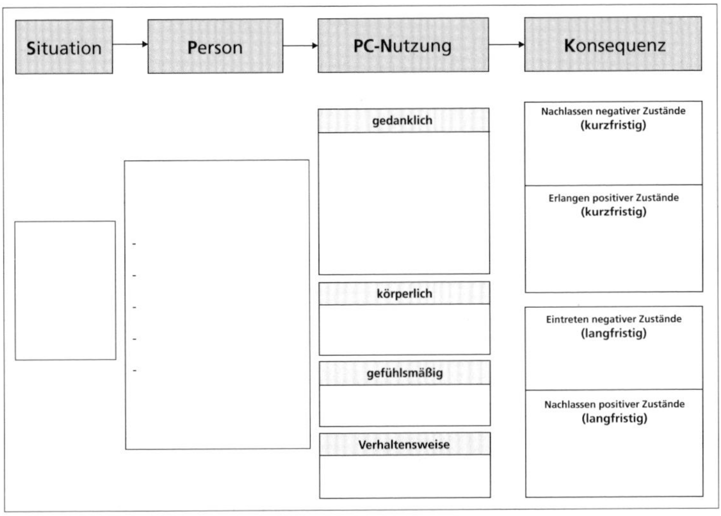

Arbeitsblatt 6.4: Mikroanalyse (individuelles SORCK-Modell)

6.7 Sitzung 7: Entwicklung eines individuellen SORCK-Schemas II

1. Ziel der Sitzung

In Sitzung 7 sollen die in der vorherigen Sitzung begonnenen individuellen Analysen der eigenen individuellen Auslösemomente, der automatischen Gedanken und Verstärkungserfahrungen unter Einbeziehung von Verhaltensprotokollen und Mikroanalysen des süchtigen PC-Konsums fortgeführt werden. Die Praxis zeigt, dass für die intensive Bearbeitung der Arbeitsblätter 6.1 (Verhaltensprotokolle) und 6.4 (Mikroanalyse) zwei Sitzungen notwendig sind, sodass jeder der Patienten hinreichend Möglichkeit erhält, sich mit seinem individuellen Suchtverhalten im Gruppensetting auseinander zu setzen.

2. Material

Wie in Sitzung 6.

3. Einführung und Hintergrund: SORCK-Schema II

Wie in Sitzung 6.

4. Ablauf der siebten Sitzung

Wie in Sitzung 6.

Hinweis am Ende der Sitzung an die Patienten:
In der nächsten Sitzung werden sich die Patienten mithilfe eines Screenshots konfrontieren. Sie werden daher im abschließenden Ausblick auf die nächste Sitzung gebeten, einen für sie typischen Screenshot mitzubringen.

5. Typische Schwierigkeiten in dieser Sitzung

Wie in Sitzung 6.

6.8 Sitzung 8: Exposition mit Reaktionsverhinderung

1. Ziele der Sitzung

Ziel dieser Sitzung ist, dass sich die Patienten anhand der Exposition mit individuellen Screenshots mit dem hierdurch ausgelösten Verlangen (Craving) konfrontieren. Durch die Konfrontation sollen die Patienten lernen, das Verlangen auszuhalten bzw. Strategien zur Anwendung zu bringen, welche das Craving aktiv reduzieren und somit die Erfahrung machen, dass sie schließlich habituieren, der Zustand des unwiderstehlichen Verlangens also nachlässt – auch ohne das Zielverhalten ausführen zu müssen. Darüber hinaus werden Techniken zur psychobiografischen Einordnung sowie die Anwendung von Notfallkärtchen als Bewältigungsstrategie vermittelt.

2. Arbeitsblätter und Materialien

Abb. 6.8: Beispiel für ein Notfallkärtchen
Arbeitsblatt 6.5: Craving Skills
Arbeitsblatt 6.6: Notfallkärtchen

3. Einführung und Hintergrund

Das bereits bei anderen substanzgebundenen sowie substanzungebundenen Suchterkrankungen (z. B. Alkoholabhängigkeit oder Glücksspielstörung) angewandte Verfahren des Expositionstrainings kann auch bei der Behandlung von Internetnutzungsstörungen erfolgreich eingesetzt werden. Exposition zielt immer auf das Wirkprinzip der Problemaktivierung in der Therapie, welches nach Grawe (1998), neben den oben beschriebenen wichtigen Wirkfaktoren der Ressourcenaktivierung, Problemklärung und Problembewältigung, einen wichtigen Bestandteil jeglicher psychotherapeutischer Behandlung darstellt.

Zur Vorbereitung der Exposition ist es notwendig, Reize zu identifizieren, die typischerweise mit dem Auftreten von Craving assoziiert sind, also als Trigger fungieren. Die Patienten werden also nach der Aufklärung über die Hintergründe der Exposition gebeten, bei der Identifikation entsprechender Trigger zu helfen. Im einfachsten Fall besteht dieses aus einem Screenshot ihres Avatars, einer typischen Szene aus dem bevorzugten Computerspiel, ihres Social Media Profils etc. Die Reize sind jedoch nicht auf Screenshots beschränkt, sondern können z. B. auch Aufnahmen des PCs, Laptops oder Smartphones, des Schreibtisches oder anderer Szenerien sein. Wichtig ist, dass das ausgewählte Material einen deutlichen Bezug zum Suchtverhalten beinhaltet bzw. potenziell mit dem Auftreten von Craving in Zusammenhang steht. Die Konfrontation mit dem Material in der Therapie bewirkt eine starke emotionale Aktivierung bei den Patienten und das Hervorrufen und Bewusstwerden von ich-nahen Botschaften. Insbesondere Patienten mit süchtiger Onlinerollenspielnutzung sind von der Konfrontation mit der eigenen (emotional aufgeladenen) virtuellen Darstellung (Avatar), mit der sie sich stark identifizierten und deren Wirken für sie über lange Zeit bedeutender und erlebnisnäher war als ihr eigenes reales Leben, sehr betroffen. Dies verdeutlicht ein Zitat eines Betroffenen sehr bewegend: »*Im Grunde ist mein Avatar mehr ich, als ich es selbst bin und jemals war.*« Auch bei anderen Internetinhalten, wie z. B. Social Media etc. bewirkt die Exposition eine starke emotionale Aktivierung. Das Internet bietet Raum für Projektionen, Imaginationen und Identifikationen, die eine starke Kraft entwickeln können. Im realen Leben unerreichbare Selbstideale, Wünsche oder auch ansonsten inakzeptable Impulse können hier ausgelebt werden. Hinzu kommt die anhaltende Bindung an die intensiven Belohnungserfahrungen der Onlineaktivitäten, wo die Betroffenen über Jahre hinweg ihre Bedürfnisse nach Kontrolle, Macht, Selbstwertsteigerung, Lustempfinden, intimer Beziehungserfahrung sowie sozialer Anerkennung durch virtuelle Partner und Gruppen schnell und leicht befriedigen konnten. Dass entsprechende Grundbedürfnisse in der realen Welt nicht befriedigt werden, wird häufig – zumindest für die Dauer der Onlineaktivität – ausgeblendet. Entsprechend groß ist die Verlustangst die virtuelle Identität betreffend sowie die subjektiv hoch besetzten virtuellen Beziehungen der Betroffenen.

Mit dem Expositionstraining wird versucht, die mit der Onlineanwendung assoziierten Gefühle und Bewertungen zu evozieren und durch das Erleben, Nachempfinden und Verbalisieren ebendieser im Behandlungskontext eine Distanz zur virtuellen Identität aufzubauen. Dies wird erreicht, indem der Patient das Spiel, seinen Avatar, das virtuelle Kommunikationsverhalten etc. und die damit verbundenen Erinnerungen, Gedanken, körperlichen Empfindungen und Gefühle genau beschreibt. Der Therapeut kann dies durch spezifisches Nachfragen unterstützen. Vor allem das Aushalten und das Erleben des allmählichen Absinkens von Anspannung und Verlangen »in vivo« ist ein zentraler Effekt und Erkenntnisgewinn für die Patienten. Er kann im Sinne der Lerntheorie als Schwächung der konditionierten Reiz-Reaktionsassoziationen verstanden werden. Die Patienten erleben, dass sie hier erstmals bewusst Kontrolle über das vormals unstillbare Verlangen gegenüber der PC- und Internetnutzung ausüben können.

Nach der direkten Exposition kann mit den Patienten gemeinsam ein »Notfallkärtchen« formuliert werden. Es empfiehlt sich hierzu, eine Visitenkarte des Therapeuten oder Ähnliches als »Anker« zu verwenden. Hierauf notieren – wie beispielhaft in Abbildung 6.8 gezeigt – die Patienten ihre individuellen Gründe, warum sie nicht mehr spielen/chatten etc. möchten.

Ich möchte nicht mehr spielen/chatten/exzessiv surfen, weil...

... mir das Spielen schon genug kaputt gemacht hat im Leben.

... ich mein Studium regulär beenden möchte.

... die Zeit mit meinen realen Freunden erfüllender für mich ist, als die virtuellen Kontakte.

... mir meine Beziehung wichtig ist.

Abb. 6.8: Beispiel für ein Notfallkärtchen

Cave: Nur für Therapeuten!

Zur vertiefenden Verarbeitung bzw. psychobiografischen Einordnung der Exposition und als erweiterte Ausarbeitung der auf dem Notfallkärtchen beschriebenen Inhalte bietet sich das Verfassen eines Abschiedsbriefes an. Zunächst sollen die wachgerufenen positiven Erlebnisse und Erfahrungen, die mit der Onlinenutzung einhergingen, anerkannt werden – letztendlich aber die negativen Konsequenzen und entwicklungshemmenden Anteile aufgezeigt werden. Gründe, warum nun ein neuer Lebensabschnitt ohne das Spiel/den Chat etc. beginnen soll, können formuliert werden. Hiermit bekommt die exzessive PC-Nutzung im Sinne der psychobiografischen Einordnung einen Platz in der persönlichen Lebensgeschichte der Patienten und kann leichter zurückgelassen werden.

Eine weitere Methode, um die psychobiografische Einordnung zu fördern, ist die Durchführung eines aus der BEP (Brief Eclectic Psychotherapy, Gersons et al. 2004) entlehnten Rituals. Dies ermöglicht es den Patienten nicht mehr, wie zu Anfang der Therapie, mit dem Rücken zur Zukunft zu stehen (sich also dem Leben draußen zu verschließen), sondern sich umzudrehen und ins reale Leben zurückzukehren. In Abhängigkeit von der jeweiligen Präferenz des Patienten kann hierzu der zuvor ausgedruckte Screenshot aus dem Expositionstraining verbrannt, im Fluss versenkt oder zerrissen werden. Im Anschluss findet eine Abschlusshandlung statt, die dieses Ritual beschließt. Günstig wäre hier für eine Aktivität oder ein Hobby, welches der Patient vor dem Suchtverhalten gern ausgeübt hat. So wird nicht nur der Abschied, sondern auch der Neustart ins reale Leben symbolisch verdeutlicht und erlebt.

Im Rahmen unserer STICA-Studie kam die Exposition wie beschrieben zum Einsatz und erwies sich entsprechend als wirksam. Es erscheint uns nach den gemachten therapeutischen Erfahrungen allerdings günstig, diesen wichtigen Therapiebaustein bei Bedarf auszuweiten. Hier bietet sich etwa ein graduiertes Vorgehen an, welches bereits in einer früheren Phase der Behandlung seinen Anfang nehmen kann und in Abbildung 6.9 illustriert ist.

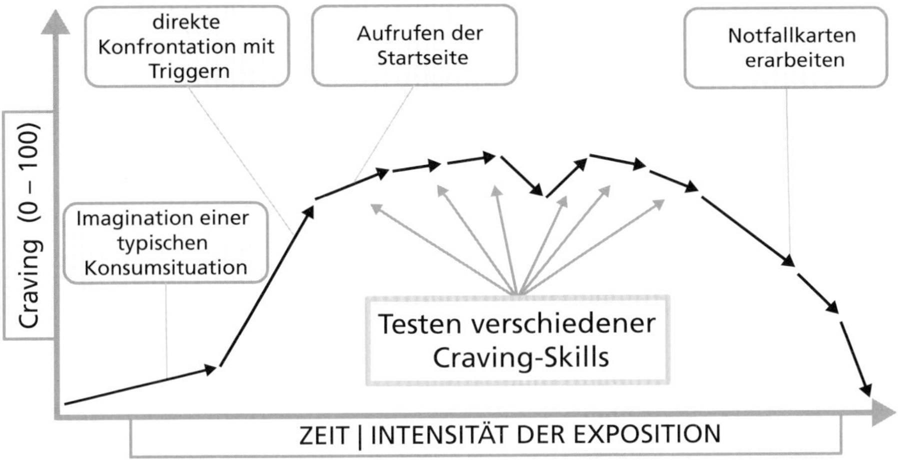

Abb. 6.9: Graduiertes Vorgehen bei der begleitenden Expositionsbehandlung

Therapeut und Patient können sich gemeinsam der Exposition annähern, indem diese in einem ersten Schritt in-sensu durchgeführt wird. Das beschriebene Vorgehen orientiert sich an der Imaginierten Desensibilisierung. Der Patient wird hier gebeten, die Umstände, die typischerweise zu einer Konsumsituation der suchtartigen Internetaktivität führen, möglichst detailreich zu beschreiben. Erlebt der Patient Schwierigkeiten, eine solche typische Situation zu identifizieren, kann stattdessen auch eine kürzlich erfolgte beschrieben werden. Wichtig ist, dass die Beschreibung ganzheitlich erfolgt, also die konkreten situativen Umstände dargelegt werden, ebenso wie die hier erlebten Emotionen und Affekte, die begleitenden Kognitionen und das Körpergefühl. In diesem Zusammenhang ist es beispielsweise auch möglich, unterstützend auf die bereits vorliegenden Verhaltensprotokolle zurück zu greifen. Zusätzlich wird der Patient gebeten, das Ausmaß des erlebten Cravings auf einer Skala zwischen 0 und 100 einzuordnen. Nach Darstellung der Situation können Therapeut und Patient gemeinsam Vermutungen anstellen, durch welche Umstände die Situation so verändert werden könnte, dass das erlebte Craving reduziert werden könnte bzw. es nicht zu einer Nutzungsepisode kommt. Diese Modifikationen können äußere Umstände beinhalten, sollten sich aber primär auf die Bewertung der Situation durch den Patienten beziehen. Hier können verschiedene Varianten durchgespielt werden, die der Patient hinsichtlich ihrer vermuteten Wirkung auf das erlebte Craving einschätzt.

Eine weitere Möglichkeit stellt das aus der Dialektisch-Behavioralen-Therapie entlehnte »Urge Surfing« dar. Hier ist es weniger das Ziel, aufkommendes Craving aktiv zu reduzieren, sondern vielmehr eine positive Neubewertung des erlebten

Zustandes zu erreichen und hierüber Gefühle der Angst oder erlebte Hilflosigkeit (im Sinne eines Ausgeliefertseins) zu verändern. Urge Surfing beginnt mit einer Psychoedukation über das Phänomen Craving. Der Therapeut vermittelt, dass Craving kaum etwas anderes als einen Zustand der erhöhten Aktivierung im Sinne einer situativ ausgeprägten Motiviertheit darstellt. Nun wird der Patient erneut gebeten, sich detailliert an eine Situation zu erinnern, in welcher Craving nahezu überfallsartig auftrat. Der Patient soll insbesondere das erlebte Craving auf verschiedenen Dimensionen beschreiben mit dem Ziel, in diesem auch positive Aspekte zu identifizieren. Wie hat sich mein Körper angefühlt? Empfand ich ein angenehmes Kribbeln? Erlebte ich mich energetisiert? Im Weiteren wird der Patient ermutigt, sich Craving wie eine anbrandende Welle auf dem Meer vorzustellen, sich selbst als einen Surfer, der die Welle herankommen sieht, jedoch nicht davor flieht, sondern auf ihr surft. Hintergrund dieser Übung ist es, bei Betroffenen an eine akzeptierende Grundhaltung hinsichtlich des Suchtverlangens heranzuführen, Craving also nicht zu fürchten oder immer aktiv zu unterdrücken, sondern dieses als Teil des Genesungsprozesses zu begreifen.

Über die Wiederholung der vorgenannten Imaginierten Desensibilisierung bzw. im weiteren Verlauf der Behandlung und mit steigender Intensität der Exposition (direkte Konfrontation mit Auslösern) kann ein individuelles Set an adaptiven Bewältigungsstrategien erarbeitet werden, das auch in dem Arbeitsblatt »Craving Skills« dokumentiert werden kann (▸ Arbeitsblatt 6.5).

Eine Anregung für die Zukunft könnte auch sein, eine Schwächung dysfunktionaler Reiz-Reaktionsverknüpfungen zusätzlich durch den Einsatz neurokognitiver Trainings zu erreichen. Dabei handelt es sich um computergestützte Verfahren, die zumeist einfache visuelle Diskriminationsaufgaben beinhalten und etwa in Form von Approach-Avoidance-Paradigmen schon bei der Behandlung von Alkoholabhängigkeit mit Erfolg eingesetzt wurden (z. B. Wiers et al. 2015).

Diese besteht üblicherweise darin, dass auf einem Monitor Bildreize präsentiert werden, die sich in die Kategorien suchtassoziiert und nicht-suchtassoziiert einteilen. Die Aufgabe der Patienten ist es nun, mittels eines Joysticks auf die sequenziell auftauchenden Bilder zu reagieren. Bilder ohne Suchtbezog werden mit einem Heranziehen des Joysticks beantwortet, wohingegen Bilder mit Suchtbezog weggedrückt werden sollen. Das Heranziehen von Bildern bewirkt eine Vergrößerung der Darstellung, das Wegdrücken eine Verkleinerung. Obgleich es sich hierbei um ein sehr simpel erscheinendes Verfahren handelt, weisen Evaluationsstudien darauf hin, dass es als ergänzender Baustein im Rahmen komplexerer Behandlungskonzepte Rückfallquoten mindern kann (z. B. Wiers et al. 2015). Eine Anpassung des Verfahrens auf das Störungsbild Computerspiel- und Internetsucht wird derzeit an der Ambulanz für Spielsucht Mainz im Rahmen eines Pilotprojekts untersucht.

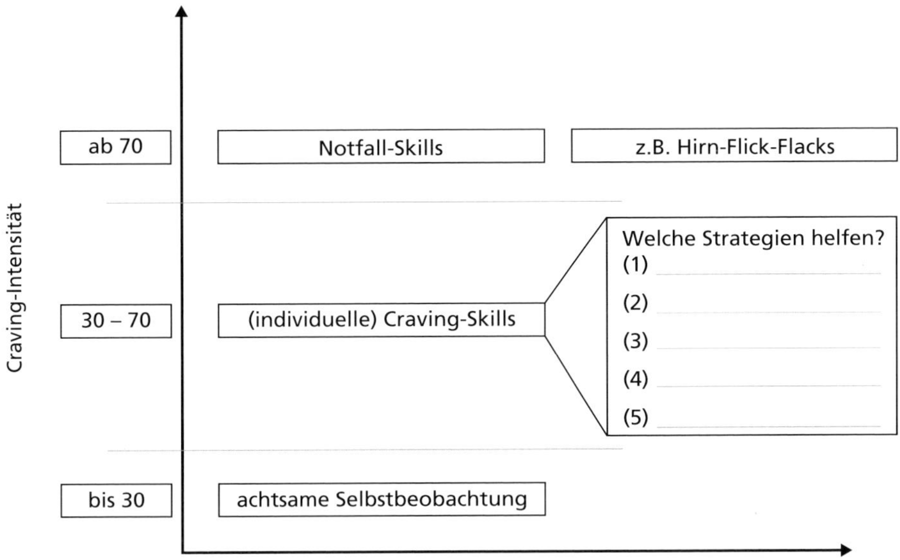

Arbeitsblatt 6.5: Craving Skills

4. Ablauf der achten Sitzung

a) Begrüßung

b) Abstinenzrunde

Nach einem Resümee zur letzten Stunde erfragt der Therapeut bei jedem Patienten positive Veränderungen der letzten Woche. Diese werden dabei besonders hervorgehoben und verstärkt.

Werden Rückfälle berichtet, ist es wichtig, dass der Therapeut diesen eine hohe Priorität einräumt und Vorrang gewährt.

Darüber hinaus kann der Therapeut weitere wichtige Themen und Anliegen aufgreifen, von denen die Patienten berichten. Dabei sollte der Therapeut Ressourcen aktivierend vorgehen und Strategien des Motivationalen Interviews oder der Ziel- und Wertklärung nutzen.

Abschluss der Abstinenzrunde:

- Zum Abschluss fasst der Therapeut die wichtigsten Aspekte und Erkenntnisse der Abstinenzrunde zusammen.
- Darüber hinaus sollte der Therapeut die von ihm als besonders positiv wahrgenommenen Eindrücke und Veränderungen nochmals herausstellen und verstärken.

c) Thema

(1) Exposition

Zur Einführung wird das Expositionsrational erarbeitet, indem der Therapeut kurz die Erwartungen der Patienten bzgl. ihres Verlangens aufgreift und daraus Kurven zum erwarteten und tatsächlichen zeitlichen Verlauf des Verlangens ableitet.

Dann bittet der Therapeut die Patienten, ihren Avatar, ihr Spiel, Chatverhalten etc. sowie die damit assoziierten Gefühle eingehend zu beschreiben. Unterstützende Fragen seitens des Therapeuten können hierbei sein:

- Was empfinden Sie, wenn Sie sich das Bild anschauen?
- Welche Gefühle genau kommen auf?
- Welche Veränderungen spüren Sie körperlich, wenn Sie das Bild betrachten?
- Welche Erinnerungen kommen Ihnen beim Betrachten des Bildes in den Sinn?
- Wie stark ist Ihr Verlangen zu spielen/chatten/surfen, wenn Sie das Bild betrachten?
- Was verbinden Sie mit dem Avatar/Spiel/Chatforum etc., wenn Sie das Bild betrachten?
- Was löst bei Ihnen aktuell die stärksten Gefühle aus?
- Womit identifizieren Sie sich am meisten?
- Was hat Sie bisher besonders an das Spiel/den Chat/das Surfen gebunden? Was hat Sie besonders fasziniert?

Nach und nach legt sich die beim Expositionstraining anfänglich meist stark positiv besetzte Gefühlsaktivierung der Patienten, das teilweise »Wiedereintauchen« in die virtuelle Welt sowie die damit einhergehende emotionale Erregung.

Der Therapeut sollte diesen Zeitpunkt nutzen, um die Patienten darin zu unterstützen, wieder mehr Abstand von der virtuellen Identität, den damit verbundenen Projektionen, Wünschen und Sehnsüchten zu finden. Der bei den Patienten vorhandene Wunsch nach Veränderung der exzessiven Onlinenutzung sowie nach Beginn eines neuen Lebensabschnittes soll gefördert werden. Wichtige Fragen hierbei können sein:

- Was unterscheidet und trennt Sie von Ihrer virtuellen Identität?
- Was gefällt Ihnen an dem Spiel/dem Chat/dem Surfen nicht? Was stört Sie besonders?
- Welche negativen Assoziationen kommen neben den positiven Erinnerungen und Gefühlen auch auf?
- Was davon möchten Sie in Ihrem zukünftigen Leben nicht mehr haben? Was soll in Ihrem zukünftigen Leben anders sein?
- Möchten Sie hierfür tatsächlich auf all das Positive, was Ihnen das Spiel/der Chat/das Surfen gebracht hat, verzichten?

- Welche Eigenschaften, Fähigkeiten und Kompetenzen, die Sie über die PC-Nutzung an sich entdeckt und gefördert haben, möchten Sie mit in die Realität nehmen? Was möchten Sie gern zurücklassen?

(2) Einsatz von Notfallkärtchen

Sind die Patienten wieder ausreichend emotional distanziert, so formuliert der Therapeut mit den Patienten gemeinsam ein »Notfallkärtchen« (▶ Arbeitsblatt 6.6). Dies sollte der Therapeut auch als eine wirksame Bewältigungsstrategie auf das in der Folge der Expositionsübung evtl. auftretende gesteigerte Verlangen besprechen.

Der Therapeut kann hierfür auch seine Visitenkarte oder Ähnliches anbieten, auf deren Rückseite das Notfallkärtchen geklebt wird. Die Patienten notieren auf dem Notfallkärtchen ihre individuellen Gründe, warum sie nicht mehr spielen/chatten etc. möchten.

(3) Gemeinsame Nachbereitung der Übung

Anschließend leitet der Therapeut die Patienten dazu an, eine Meta-Perspektive einzunehmen, indem nochmals gemeinsam der Verlauf des Expositionstrainings betrachtet wird. Hierbei beschreiben die meisten Patienten einen gewissen »Schock« darüber, dass allein ein Screenshot solch eine starke emotionale Aktivierung bei Ihnen auslösen konnte.

Die Patienten werden durch den Therapeuten dazu angeregt, die automatisch aktivierten Erinnerungen und die damit einhergehenden Euphorie und das einsetzende Verlangen zu spielen/chatten etc. zu reflektieren. Nicht selten entsteht dabei eine starke Gruppendynamik, die von einer überwiegenden Verwendung von Online- bzw. spielspezifischem Vokabular, dem gemeinsamen Entwickeln von Spielzügen, dem Prahlen über eigene Heldentaten, also insgesamt einem gemeinsamem »Heißreden« das Onlineverhalten betreffend geprägt ist und die im Anschluss sehr gut mit den Patienten reflektiert werden kann.

Der Therapeut kann den Reflexionsprozess durch Spiegelung der beobachteten Veränderungen der Patienten über die Expositionsbehandlung hinweg unterstützen. Gerade Veränderungen in der Gruppenhierarchie durch die Exposition sollten durch den Therapeuten rückgemeldet werden.

(4) Förderung der biografischen Einordnung

Dann bietet der Therapeut verschiedene Rituale an, um die vertiefende Verarbeitung der Exposition zu fördern:

Zum einen das Verfassen eines Abschiedsbriefes, in dem die zunächst wachgerufenen positiven Erlebnisse und Erfahrungen der Onlinenutzung anerkannt, aber auch die negativen Konsequenzen und entwicklungshemmenden Anteile sowie die Gründe beschrieben werden, warum nun ein neuer Lebensschnitt ohne das Spiel/den Chat etc. beginnen soll.

Als weitere Möglichkeit kann der Therapeut den Patienten vorschlagen, den Screenshot aus dem Expositionstraining zu verbrennen, im Fluss zu versenken o. Ä.

Mit einer Abschlusshandlung wird das Ritual beendet. Dazu zählen z. B. eine Aktivität oder ein Hobby, welches die Patienten vor dem Suchtverhalten gern ausgeübt haben, wie u. a. ein Treffen mit alten Freunden.

(5) Zusammenfassung

Am Ende hebt der Therapeut nochmals den Mut der Patienten wertschätzend hervor, sich in der heutigen Sitzung, ihrem Verlangen gestellt zu haben und geht nochmals auf die wichtigsten Erfahrungen ein. Dann werden noch offene Fragen geklärt.

Abschließend gibt der Therapeut einen kurzen Ausblick auf die nächste Sitzung.

d) Verabschiedung

Ich möchte nicht mehr spielen/chatten/exzessiv surfen, weil...

____

____

____

____

Arbeitsblatt 6.6: Notfallkärtchen

5. Typische Schwierigkeiten in dieser Sitzung

Bei der Exposition sollte darauf geachtet werden, dass die Patienten das Konfrontationsrational verstanden haben und sich auf die Übung einlassen können. Durch gezieltes Nachfragen kann der Therapeut die Exposition unterstützen und intensivieren.

In der Folge der Expositionssitzung ist mit einem möglicherweise gesteigerten Verlangen und einer dadurch erhöhten Rückfallwahrscheinlichkeit zu rechnen. Dies muss mit den Patienten besprochen und anhand der Notfallkärtchen vorbereitet werden.

Durch die hoch emotionalisierte Situation während der Exposition kann es dazu kommen, dass Patienten sogenannte »ich-nahe« Botschaften verbalisieren. Der Inhalt kann beispielsweise lebensgeschichtliche Ereignisse mit krisenhaftem Charakter, aber auch persönlichkeitstypische intime Leitsätze oder Überzeugungen umfassen. Der Therapeut sollte diese Botschaften des Patienten sensibel wahrnehmen und dabei die Person des Patienten in ihrer Einmaligkeit akzeptierend annehmen. Nach Möglichkeit sollte der Therapeut dann Optionen anbieten, die die genannten Inhalte behutsam in den Lebenskontext des Patienten einbetten und dem Patienten so eine »pathologiefreie« Neubewertung der Geschehnisse oder seiner formulierten Leitsätze ermöglichen.

6.9 Sitzung 9: Anerkennung und Selbstwert

1. Ziele der Sitzung

Ein wichtiges Ziel besteht darin, im Sinne der Ressourcenorientierung das eigene Selbstbild positiver zu gestalten sowie Selbstwirksamkeit und Selbstvertrauen zu stärken. Das erleichtert den Ausstieg aus dem süchtigen Verhalten und ermöglicht intimere Kontakte und Beziehungen.

2. Arbeitsblätter und Materialien

keine

3. Einführung und Hintergrund

Ein erniedrigter Selbstwert gilt sowohl als wichtige Prädisposition sowie auch als Folge einer Computerspiel- und Internetsucht. Die meisten Patienten berichten über ausgeprägte Selbstzweifel sowie ein stark negativ gefärbtes Selbstbild. Viele halten sich für unattraktiv und sozial inkompetent im Kontakt mit anderen. Durch die vorliegende Selbstwertproblematik ergibt sich oftmals eine entsprechend distanzierte und ängstlich-vermeidende Bindungs- und Beziehungsgestaltung. In der virtuellen Welt hingegen haben sie die Möglichkeit, sich »geschönt« darzustellen, bestimmte Seiten und Merkmale zu betonen, andere auszulassen. Dies bietet einen sozialen Sicherheitsabstand, der sie subjektiv weniger angreifbar und verletzbar macht.

Die Patienten werden in dieser Sitzung angeleitet, neben all ihren Problemen und Defiziten auch ihre gesunden Anteile zu betrachten und zu stärken. Neben der Sensibilisierung für die eigenen Ressourcen und Kompetenzen sollen die Patienten auch auf die eigenen selbstwertschädigenden Einstellungen, Überzeugungen, Ansprüche etc. aufmerksam gemacht werden.

Im Weiteren wird die Reflexion der selbstwertschädigenden Annahmen auf die eigene Kontakt- und Beziehungsgestaltung angeregt. Häufig erkennen die Patienten hierbei, dass sie aufgrund ihrer (unangebracht) negativen Selbsteinschätzung andere Menschen meiden oder auf Distanz halten. Es liegt kein gesund abgestuftes Kontaktverhalten gegenüber Mitmenschen vor, sondern die Patienten haben oftmals eine Art sozialen Panzer um sich errichtet, den niemand oder kaum jemand durchdringen kann. Über die Identifikation und Modifikation der selbstwertschädigenden Annahmen kann somit nach und nach wieder eine intimere Beziehungsgestaltung zugelassen und gefördert werden.

4. Ablauf der neunten Sitzung

a) Begrüßung

b) Abstinenzrunde

Nach einem Resümee zur letzten Stunde erfragt der Therapeut bei jedem Patienten Veränderungen, Erfahrungen und Beobachtungen bzgl. der in der letzten Stunde durchgeführten Expositionsübung. Positive Veränderungen werden dabei besonders hervorgehoben und verstärkt.

Werden Rückfälle berichtet, ist es wichtig, dass der Therapeut diesen eine hohe Priorität einräumt und Vorrang gewährt.

Darüber hinaus kann der Therapeut weitere wichtige Themen und Anliegen aufgreifen, von denen die Patienten berichten. Dabei sollte der Therapeut Ressourcen aktivierend vorgehen und Strategien des Motivationalen Interviews oder der Ziel- und Wertklärung nutzen.

Abschluss der Abstinenzrunde:

- Zum Abschluss fasst der Therapeut die wichtigsten Aspekte und Erkenntnisse der Abstinenzrunde zusammen.
- Darüber hinaus sollte der Therapeut die von ihm als besonders positiv wahrgenommenen Eindrücke und Veränderungen nochmals herausstellen und verstärken.

c) Thema

(1) Eigene Fähigkeiten und Ressourcen anerkennen

Der Therapeut leitet die Patienten dazu an, heute einmal über ihre eigenen positiven Eigenschaften, Fähigkeiten und Fertigkeiten nachzudenken sowie auch stützende äußere Faktoren zu sammeln und in der Gruppe zu berichten.

Dabei sollte auch thematisiert werden, dass bislang vor allem über die PC-Nutzung bzw. das Computerspiel der Selbstwert gesteigert wurde und nun die Anerkennung über alternative Fähigkeiten, Leistungen, Fertigkeiten und Ressourcen etc. geübt werden soll. Der Therapeut sollte dabei den Patienten folgenden Zusammenhang aufzeigen: »Je mehr Aktivität/Engagement in der realen Welt, desto wahrscheinlicher ist Anerkennung und Zuspruch in der realen Welt und desto eher sinkt der Drang zu spielen«. Dabei sollen die Patienten motiviert werden, auch einmal im Alltag zu beobachten, wo sie bestimmte Fähigkeiten und Fertigkeiten einsetzen und wie ihnen diese behilflich sind, Schwierigkeiten zu meistern und positive Erlebnisse zu vermitteln.

Wichtig ist hierbei, Kompetenzen und Ressourcen einzubeziehen, die die Patienten über das Spiel, Chat etc. an sich entdeckt haben. Der Therapeut überlegt dann gemeinsam mit den Patienten, wie solche im Internet erworbenen Fähigkeiten möglicherweise im realen Leben Anwendung finden können.

Darüber hinaus kann der Therapeut den Patienten vorschlagen, die Einschätzung ebensolcher Ressourcen und Kompetenzen von Familienangehörigen und Freunden einzuholen. Dies hilft dabei, ggf. auftretende Differenzen in Selbst- und Fremdeinschätzung zu beleuchten.

(2) Konzept der Selbstakzeptanz

Ziel des Interventionsbausteins ist die Verdeutlichung der Wirkung selbstwertschädigender Anteile. Typische selbstwertschädigende Gedanken werden gemeinsam an der Flipchart gesammelt, sodass sich die Patienten darin wiedererkennen können. Darüber hinaus werden die Patienten dazu angeregt, das Auftreten typischer selbstwertschädigender Gedanken im Alltag zu beobachten. Beispielhaft kann hier die ungünstige Bewertung eigener Erfolge und Misserfolge sowie die Auswirkungen dieses Attributionsfehlers auf Stimmung und Motivation diskutiert werden.

In Ergänzung sollen die Patienten für selbstwertdienliche Einstellungen und Gedanken sensibilisiert werden. Hier kann der Therapeut die Patienten dazu anleiten, mithilfe einer »wohlwollenden Selbstakzeptanz« die zuvor formulierten selbstwertschädigenden Glaubenssätze zu prüfen und zu hinterfragen. Wiederum werden hilfreiche Sätze an der Flipchart gesammelt.

Dann soll zusammen mit den Patienten überlegt werden, woher die innere kritische Stimme kommt. Dabei sind z. B. folgende Fragen hilfreich:

- Woher haben Sie diese kritische Einstellung zu sich selbst?
- Sind Sie damit auf die Welt gekommen?
- Wer ist früher so kritisch mit Ihnen umgegangen?

Dies unterstützt die Distanzierung der oftmals stark ich-syntonen Überzeugungskraft der selbstwertschädigenden Einstellungen.

(3) Zusammenfassung

Am Ende hebt der Therapeut nochmals wichtige Äußerungen und Bespiele der Patienten wertschätzend hervor. Offene Fragen werden geklärt.

Abschließend gibt der Therapeut einen kurzen Ausblick auf die nächste Sitzung.

d) Verabschiedung

5. Typische Schwierigkeiten in dieser Sitzung

Insbesondere bei Patienten mit stark negativ geprägtem Selbstbild ist es wichtig, auf

- mögliche dysfunktionale antizipatorische Verarbeitung (z. B. exzessives Grübeln über bevorstehende Kontaktaufnahme, antizipatorisches Katastrophisieren) sowie
- nachträgliche Verzerrungen und Abwertungen der eigenen Leistung (Bewertungen werden häufig mit zunehmendem zeitlichem Abstand von der bewältigten Situation negativer) bzw.
- ungünstige Attribution von Erfolg und Misserfolg

zu achten und diesen bereits im Vorfeld vorzubeugen. Dies gelingt in der Regel über Psychoeduktion bzgl. entsprechender Phänomene sowie kognitive Umstrukturierung dahinterstehender dysfunktionaler Gedanken und Grundannahmen (z. B. »*Ich werde mich bis auf die Knochen blamieren.*«, »*Wenn ich es nicht perfekt mache, ist es nicht gut.*«).

Oft fällt es Patienten auch schwer, eigene Stärken anzuerkennen. Dahinterstehende dysfunktionale Kognitionen wie z. B. »Eigenlob stinkt.« sollten hinterfragt werden. Dabei kann besprochen werden, dass es nicht um Eigenlob und Angeberei vor anderen geht, sondern darum, einmal für sich selbst den Fokus von den eigenen Schwächen hin zu den individuellen Stärken zu lenken. Die Anerkennung eigner Stärken und Fähigkeiten soll als ein wichtiger Aspekt selbstfürsorglichen und -bewussten Verhaltens herausgestellt werden.

Darüber hinaus sollte mit den Patienten besprochen werden, dass sich das belohnende Gefühl nach realer Anerkennung deutlich langsamer einstellt als das positive Gefühl durch die PC-Nutzung bzw. das Computerspiel.

6.10 Sitzung 10: Entwicklung und Medienaffinität

1. Ziele der Sitzung

Die Patienten sollen ein Verständnis dafür entwickeln, wie sich ihr PC-Nutzungsverhalten bzw. das Computerspielen über ihre Lebensgeschichte hinweg verändert hat und welche Zusammenhänge möglicherweise bzgl. einzelner Lebensereignisse und ihrer biografischen Entwicklungen zu sehen sind.

2. Arbeitsblätter und Materialien

Abb. 6.10: Entwicklung und Medienaffinität (Beispiel)
Arbeitsblatt 6.7: Entwicklung und Medienaffinität
Stifte in den Farben rot, grün und blau

3. Einführung und Hintergrund

Das Mediennutzungsverhalten der Patienten hängt häufig mit Lebensereignissen bzw. biografischen Entwicklungen, der allgemeinen Lebenszufriedenheit sowie der Zufriedenheit in sozialen Beziehungen zusammen. Nicht selten führt z. B. der Auszug aus dem Elternhaus nach dem Schulabschluss und die damit einhergehende potenzielle Überforderung durch plötzlich geforderte Selbstständigkeit sowie mögliche Schwierigkeiten in der neuen Lebensumwelt, Kontakte zu knüpfen, zu einer geringeren Lebenszufriedenheit. Diese wird dann mit einer gesteigerten Mediennutzung kompensiert. Auch könnten Patienten schon in Kindheit und Jugend auf belastende Situationen in der Familie, beispielsweise Scheidung der Eltern, Überbehütung, Vernachlässigung oder auch zu hohen Anforderungen schon früher durch Rückzug in die Medienwelt reagiert haben.

Die Patienten selbst haben oft kaum eine Vorstellung davon, warum sich gerade bei ihnen das Mediennutzungsverhalten so sehr gesteigert hat. Auch besteht teilweise der Eindruck, dass das Suchtverhalten »wie aus dem Nichts« entstanden ist. Um ein tieferes Verständnis für die Entstehung und die individuellen Bedingungen des Suchtverhaltens zu entwickeln, kann es für die Patienten daher sehr hilfreich sein, wenn der genaue Zusammenhang mit der biografischen Entwicklung erarbeitet wird. Abbildung 6.10 zeigt beispielhaft den biografischen Verlauf der Intensität der Mediennutzung im Zusammenhang mit einzelnen Entwicklungsschritten (Einschulung, weiterführende Schule, Ausbildung, Beruf/ Studium) bzw. dem Alter, der Zufriedenheit mit Freunden und Familie sowie der allgemeinen Lebenszufriedenheit.

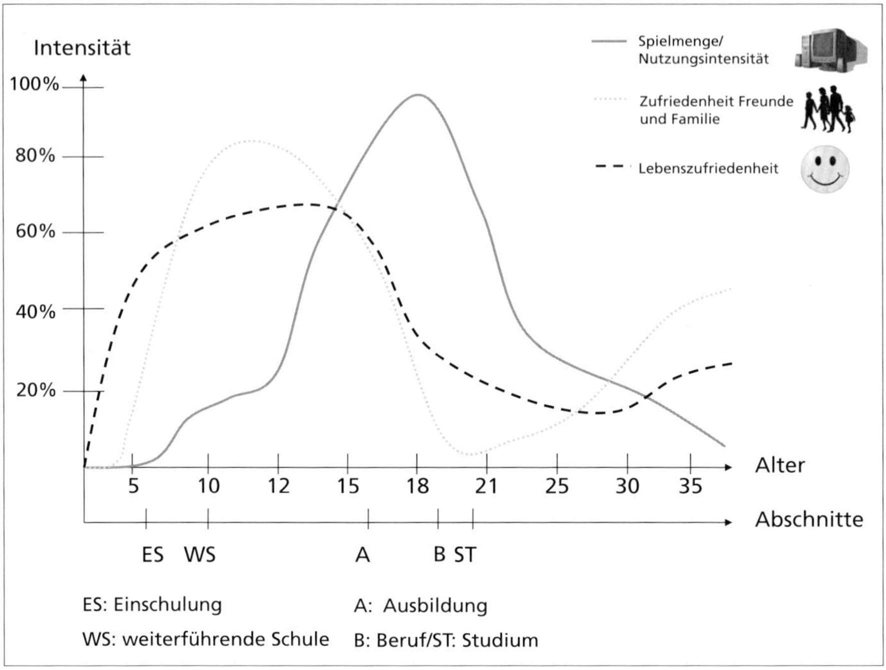

Abb. 6.10: Entwicklung und Medienaffinität (Beispiel)

Cave: Nur für den Therapeuten!

4. Ablauf der zehnten Sitzung

a) Begrüßung

b) Abstinenzrunde

Nach einem Resümee zur letzten Stunde erfragt der Therapeut bei jedem Patienten positive Veränderungen der letzten Woche. Diese werden dabei besonders hervorgehoben und verstärkt.

Werden Rückfälle berichtet, ist es wichtig, dass der Therapeut diesen eine hohe Priorität einräumt und Vorrang gewährt.

Darüber hinaus kann der Therapeut weitere wichtige Themen und Anliegen aufgreifen, von denen die Patienten berichten. Dabei sollte der Therapeut Ressourcen aktivierend vorgehen und Strategien des Motivationalen Interviews oder der Ziel- und Wertklärung nutzen.

Abschluss der Abstinenzrunde:

- Zum Abschluss fasst der Therapeut die wichtigsten Aspekte und Erkenntnisse der Abstinenzrunde zusammen.

- Darüber hinaus sollte der Therapeut die von ihm als besonders positiv wahrgenommenen Eindrücke und Veränderungen nochmals herausstellen und verstärken.

c) Thema

(1) Entwicklung und Medienaffinität

Der Therapeut vermittelt den Patienten, dass es in dieser Sitzung darum gehen wird, sich einmal mit ihrer bisherigen Entwicklung und dem früheren Mediennutzungsverhalten zu beschäftigen. Dies soll mithilfe des Arbeitsblattes 6.7 erfolgen.

Dann stellt jeder Patient das Arbeitsblatt 6.7 in der Gruppe vor. Hierbei sollte der Therapeut die Patienten anleiten, Zusammenhänge zwischen Lebensereignissen, Lebenszufriedenheit und Mediennutzung herzustellen, um ein tieferes Verständnis für das eigene Suchtverhalten zu entwickeln. Um jedem Patienten ausreichend Zeit zu widmen, ist die nächste Sitzung ebenfalls zur Besprechung der so erstellten, sehr persönlichen Kurven vorgesehen. Nachdem jeder Patient seine Kurven vorgestellt hat, können die Unterschiede und Gemeinsamkeiten in der Gruppe nochmals diskutiert werden.

(2) Zusammenfassung

Der Therapeut hebt nochmals die wichtigsten Beispiele und Erkenntnisse der Patienten hervor. Offene Fragen werden geklärt. Vor allem typische, suchtspezifische Gemeinsamkeiten, die im Rahmen der Gruppengespräche identifiziert werden konnten, sollte der Therapeut zur Erklärung von Suchtentwicklung besonders vertiefend hervorheben und thematisieren.

d) Verabschiedung

5. Typische Schwierigkeiten in dieser Sitzung

Wenn die Einflüsse der Kindheit besprochen werden, kommen oft ungünstige Erfahrungen mit der eigenen Familie zur Sprache. Teilweise fällt es den Patienten sehr schwer anzuerkennen, dass auch Eltern Fehler machen. Dies kann zudem starke Schuldgefühle (z. B. »*Ich kann doch nicht so über meine Eltern denken.*«, »*Ich bin doch ganz allein schuld.*«) hervorrufen, die unbedingt aufgegriffen und hinterfragt werden sollten. Hierbei kann es auch hilfreich sein, zu betonen, dass es nicht um Schuldzuweisungen, sondern um ein tieferes Verständnis der Problematik geht. Um die Patienten weiter zu entlasten, kann außerdem kurz der biografische Hintergrund der Eltern aufgegriffen werden, um ein Verständnis dafür zu entwickeln, dass auch

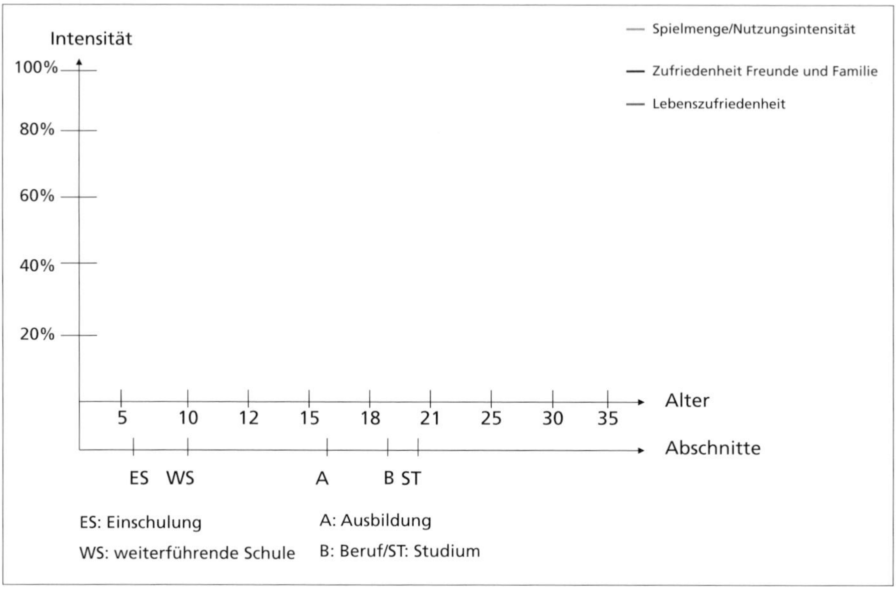

Arbeitsblatt 6.7: Entwicklung und Medienaffinität

Eltern von bestimmten Lebenserfahrungen in ihren Einstellungen und ihrem Verhalten beeinflusst werden.

6.11 Sitzung 11: Entwicklung und Medienaffinität

1. Ziele der Sitzung

Diese Sitzung soll wie Sitzung 10 das Thema Entwicklung und Medienaffinität aufgreifen und den Patienten genügend Raum geben, ihre in Sitzung 10 erstellten Schaubilder zu besprechen. Erfahrungsgemäß sind insgesamt zwei Sitzungen notwendig, um die vielfältigen individuellen biografischen Bezüge zum Suchtverhalten, die durch das Bearbeiten von Arbeitsblatt 6.7 »Entwicklung und Medienaffinität« hervorgerufen wurden, hinreichend im Gruppenkontext zu bearbeiten.

2. Arbeitsblätter und Materialien

Arbeitsblatt 6.7: Entwicklung und Medienaffinität

3. Einführung und Hintergrund

Da meist in Sitzung 10 nicht genügend Zeit war, die Kurven aller Patienten ausreichend zu besprechen, ist Sitzung 11 dafür gedacht, das Thema »Entwicklung und Medienaffinität« sowie die erstellten Kurven (▶ Arbeitsblatt 6.7) nochmals aufzugreifen.

Im Rahmen dieser biografischen Analyse kann auch nochmals das Konzept des Selbstwerts besprochen und dessen Einfluss bzw. unterschiedliche Ausprägung in bestimmten Lebensphasen erörtert werden.

4. Ablauf der elften Sitzung

a) Begrüßung

b) Abstinenzrunde

Nach einem Resümee zur letzten Stunde erfragt der Therapeut bei jedem Patienten positive Veränderungen der letzten Woche. Diese werden dabei besonders hervorgehoben und verstärkt.

Werden Rückfälle berichtet, ist es wichtig, dass der Therapeut diesen eine hohe Priorität einräumt und Vorrang gewährt.

Darüber hinaus kann der Therapeut weitere wichtige Themen und Anliegen aufgreifen, von denen die Patienten berichten. Dabei sollte der Therapeut Ressourcen aktivierend vorgehen und Strategien des Motivationalen Interviews oder der Ziel- und Wertklärung nutzen.

Abschluss der Abstinenzrunde:

- Zum Abschluss fasst der Therapeut die wichtigsten Aspekte und Erkenntnisse der Abstinenzrunde zusammen.
- Darüber hinaus sollte der Therapeut die von ihm als besonders positiv wahrgenommenen Eindrücke und Veränderungen nochmals herausstellen und verstärken.

c) Thema

(1) Entwicklung und Medienaffinität

Der Therapeut greift nochmals das Thema der letzten Stunde auf. Die Patienten, die ihre Kurve noch nicht vorgestellt haben, können dies nun tun. Gemeinsam wird wie in der 10. Sitzung erfragt, welche Parallelen die Patienten zu ihrer Mediennutzung in ihrer Kindheit und Jugend erkennen können.

(2) Zusammenfassung

Der Therapeut hebt nochmals die wichtigsten Beispiele und Erkenntnisse der Patienten hervor. Offene Fragen werden geklärt. Dann gibt der Therapeut einen Ausblick auf die nächste Stunde.

d) Verabschiedung

5. Typische Schwierigkeiten in dieser Sitzung

Es ist wichtig, dass jeder Patient ausreichend Raum erhält und Parallelen zu früherem Mediennutzungsverhalten herstellen kann. Möglicherweise vermeiden es Patienten, sehr belastende Themen in der Gruppe anzusprechen. Dies sollte empathisch aufgegriffen werden und respektiert werden, ggf. können diese Themen auch vertiefend in der Einzelsitzung besprochen werden.

6.12 Sitzung 12: Rückfallprophylaxe

1. Ziele der Sitzung

Ziel der Sitzung ist es, die Patienten für mögliche Rückfallsituationen bzw. Rückfälle sowie deren Auslöser zu sensibilisieren. Bewältigungsstrategien sollen erkannt und verbalisiert werden. Zudem sollte der Transfer des in der Therapie Gelernten in den Alltag sowie die Stabilisierung der Veränderungen im Fokus stehen.

2. Arbeitsblätter und Materialien

Abb. 6.11: Beispiel für einen Notfallplan
Arbeitsblatt 6.8: Checkliste für schwierige Situationen und Frühwarnhinweise
Arbeitsblatt 6.9: Notfallplan

3. Einführung und Hintergrund

Zum Transfer des in der Therapie Gelernten auf den eigenen Alltag und der Stabilisierung der erreichten Veränderungen auf lange Sicht sollte nun gegen Ende der Behandlung gemeinsam mit den Patienten überlegt werden, welche Aspekte bzw. Strategien ihnen geholfen haben, eine funktionale Nutzung (wieder)zuerlernen und wie sie dies in Zukunft aufrechterhalten können. Das Anlegen des Patientenbuches den wichtigsten Erkenntnissen, Veränderungsimpulsen und -strategien kann den langfristigen Transfer begünstigen. Fragt man die Betroffenen, was sie brauchen, um langfristig stabil ein funktionales Nutzungsverhalten aufrechtzuerhalten, so ergeben sich meist Hinweise auf die Gestaltung eines ausgewogenen Lebensstils (z. B. Kontakt zu Freunden, regelmäßige Hobbys, angemessene Work-Life-Balance, ausreichend Schlaf).

Aus rückfallprophylaktischen Überlegungen ist es weiterhin wichtig, mit den Patienten zu überlegen, was in der Zukunft einen Rückfall ins alte Nutzungsverhalten begünstigen könnte und woran die Patienten möglichst früh merken können, dass sie rückfallgefährdet sind. Dies können Veränderungen in der eigenen Haltung und Einstellung im Hinblick auf die eigene Abhängigkeit oder auch der eigenen Gefährdung durch entsprechende Internetinhalte (Stichwort Bagatellisierung) sein oder auch konkrete Verhaltensweisen wie das erneute Verfolgen von Spielentwicklungen, die Kontaktaufnahme mit ehemaligen Mitspielern oder Social Media Kontakten u. Ä. Diese Frühwarnhinweise bewusst zu benennen, hilft den Patienten, sie im Alltag zu erkennen und frühzeitig gegensteuern zu können. Die Formulierung einer Art Checkliste, anhand welcher Woche für Woche überprüft werden kann, ob nach wie vor ein ausgewogener Lebensstil und ausreichend Selbstfürsorge oder aber rückfallgefährdende Faktoren und Verhaltensweisen vorliegen, hält die Auseinandersetzung der Patienten mit ihrer Erkrankung auch nach der Therapie weiterhin aufrecht und steigert die Achtsamkeit für das eigene Wohlergehen bzw. die eigene Rückfallgefährdung.

Es ist wichtig, gerade zum Ende der Therapie, die Patienten für die Möglichkeit eines Rückfalls ins dysfunktionale Spiel-, Chat- oder Surfverhalten zu sensibilisieren und entsprechende Bewältigungsstrategien zu erarbeiten. Hierbei geht es zum einen darum, eine Wiederaufnahme des alten Verhaltens nicht zu bagatellisieren, aber auch im Gegenzug nicht zu katastrophisieren. Rückfälle können einen wichtigen Bestandteil im Lernprozess und im Erreichen einer langfristigen Verhaltensänderung darstellen und können bewältigt werden – je schneller, desto leichter. Zudem sollte mit den Betroffenen ein Notfallplan (als Beispiel ► Abb. 6.11) ausgearbeitet werden, der beinhaltet, wie ein Rückfall gestoppt und wer zur Unterstützung informiert und herangezogen werden sollte.

Wenn ich wieder anfangen sollte zu spielen, werde ich mich schnellstmöglich um Schadensbegrenzung für mich bemühen. Ich werde mich gut um mich kümmern, indem ich ...
... zunächst meinen besten Freund anrufe (Tel.: ...) und ihm von meinem Rückfall berichte.
... mit meinem Freund gemeinsam das Spiel entsorge bzw. meinen neu angelegten Account lösche.
... mich um eine aktive Tagesplanung nach dem Rückfall bemühe.
... meine Therapeutin (Tel.: ...) kontaktiere, um mit ihr den Rückfall aufzuarbeiten.
...

Abb. 6.11: Beispiel für einen Notfallplan

Cave: Nur für den Therapeuten!

4. Ablauf der zwölften Sitzung

a) Begrüßung

b) Abstinenzrunde

Nach einem Resümee zur letzten Stunde erfragt der Therapeut bei jedem Patienten positive Veränderungen der letzten Woche. Diese werden dabei besonders hervorgehoben und verstärkt.

Werden Rückfälle berichtet, ist es wichtig, dass der Therapeut diesen eine hohe Priorität einräumt und Vorrang vor anderen Themen gewährt.

Darüber hinaus kann der Therapeut weitere wichtige Themen und Anliegen aufgreifen, von denen die Patienten berichten. Dabei sollte der Therapeut Ressourcen aktivierend vorgehen und Strategien des Motivationalen Interviews oder der Ziel- und Wertklärung nutzen.

Abschluss der Abstinenzrunde:

- Zum Abschluss fasst der Therapeut die wichtigsten Aspekte und Erkenntnisse der Abstinenzrunde zusammen.
- Darüber hinaus sollte der Therapeut die von ihm als besonders positiv wahrgenommenen Eindrücke und Veränderungen nochmals herausstellen und verstärken.

c) Thema

(1) Was hat geholfen?

Der Therapeut sammelt gemeinsam mit den Patienten an der Flipchart, welche Aspekte, Strategien und Anregungen aus der Therapie ihnen geholfen haben, einen funktionalen Umgang mit dem PC zu erreichen. Außerdem wird erarbeitet, was die Patienten brauchen, um die Erfolge auch langfristig aufrechtzuerhalten. Hier kann auch gemeinsam mit den Patienten das Patientenbuch herangezogen werden. Wichtige Aspekte hierbei sind: soziale Kontakte, alternative Freizeitmöglichkeiten, alternative Strategien im Umgang mit Stress und Konflikten, ausreichend Schlaf, Selbstfürsorge.

(2) Rückfälle vorbeugen: Auslöser und Frühwarnzeichen

Dann überlegt der Therapeut gemeinsam mit den Patienten, was bzw. welche Entwicklungen, Ereignisse oder Situationen einen Rückfall in alte Verhaltensmuster begünstigen oder auslösen könnten, z. B. hohes Arbeitspensum, Ärger mit der Freundin, Einsamkeit, Langeweile, Kontaktaufnahme zu früheren Mitspielern, Bagatellisieren (*»Ich hab's im Griff, ich kann das Spielen jetzt kontrollieren.«*). Die Patienten können diese möglichen Auslösesituationen und Frühwarnzeichen auf dem Arbeitsblatt 6.8 »Checkliste für schwierige Situationen und Frühwarnhinweise« eintragen. Den Patienten wird vorgeschlagen, diese Sammlung nun Woche für Woche wie eine Checkliste zu nutzen, um bewusster mit möglicherweise auftretenden Stressoren und Frühwarnhinweisen umzugehen.

(3) Notfallplan

Es ist sehr wichtig, dass der Therapeut den Patienten verdeutlicht, dass Rückfälle vorkommen können. Im Umgang mit dem Rückfallgeschehen, sollte den Patienten vermittelt werden, dass Rückfälle einerseits nicht bagatellisiert werden sollen, aber andererseits auch keine Katastrophe darstellen. Hier kann der Therapeut während der Therapie aufgetretene Rückfälle einzelner Patienten als Beispiele heranziehen.

Gemeinsam werden hilfreiche kognitive Bewertungen und positive Selbstinstruktionen erarbeitet, z. B. »Auch wenn ich wieder gespielt habe, kann ich mich jetzt wieder bewusst gegen eine Fortsetzung meines Spielverhaltens entscheiden.«, »Ich kann es schaffen, mein Verhalten schnell wieder zu ändern.«

Der Therapeut erarbeitet mithilfe des Arbeitsblattes 6.9 gemeinsam mit den Patienten einen Notfallplan. Hier können die individuell hilfreichen Strategien und Selbstinstruktionen festgehalten werden.

(4) Zusammenfassung

Der Therapeut hebt nochmals die wichtigsten Beispiele und Erkenntnisse der Patienten hervor. Offene Fragen werden geklärt.

Dann gibt der Therapeut einen Ausblick auf die nächste Sitzung. Da in Sitzung 13 eine vertiefende Bearbeitung noch nicht vollständig erarbeiteter Themen geplant ist, können die Patienten gebeten werden, offene Themen, Fragen oder Erfahrungen mit den bisher besprochenen Strategien im Alltag für die nächste Sitzung mitzubringen.

d) Verabschiedung

Checkliste für schwierige Situationen und Frühwarnhinweise

Arbeitsblatt 6.8: Checkliste für schwierige Situationen und Frühwarnhinweise

Wenn ich wieder anfangen sollte zu spielen, werde ich mich schnellst möglich um Schadensbegrenzung für mich bemühen. Ich werde mich gut um mich kümmern, indem ich ....
...
...
...
...
...

Arbeitsblatt 6.9: Notfallplan

5. Typische Schwierigkeiten in dieser Sitzung

Der Therapeut sollte darauf achten, starke Bagatellisierungstendenzen der Patienten zu thematisieren und gleichfalls Rückfälle zu entkatastrophisieren.

Es ist sehr wichtig, die individuellen Befürchtungen und katastrophisierenden Bewertungen der Patienten bzgl. eines Rückfalls aufzugreifen und die Konsequenzen einer stark negativen Bewertung aufzuzeigen. Selbstvorwürfe, wie z. B. *»Ich werde es nie schaffen!«*, *»Ich stehe wieder ganz am Anfang.«*, *»Es hat ja alles keinen Sinn.«*, führen zu negativen Gefühlen wie Wut, Ärger oder Verzweiflung. Damit kann erneut der Drang zu Spielen ausgelöst werden, wodurch das Rückfallrisiko wiederum verstärkt wird.

6.13 Sitzung 13 und 14: Vertiefende Bearbeitung

1. Ziele der Sitzungen

Das Ziel von Sitzung 13 und 14 ist eine vertiefende Bearbeitung der Themen, die bisher nicht ausreichend besprochen werden konnten oder bei denen sich im Verlauf der Therapie Schwierigkeiten bei der alltäglichen Anwendung gezeigt haben. Auch können Themen aufgegriffen werden, die sich zusätzlich, z. B. aus den Abstinenzrunden oder Anliegen der Patienten, ergeben haben.

2. Arbeitsblätter und Materialien

keine

3. Einführung und Hintergrund

Die Sitzungen 13 und 14 dienen der vertiefenden Bearbeitung. Hier sollen die Patienten Zeit bekommen, bestimmte Themen, die bisher nicht ausreichend besprochen werden konnten oder die die Patienten besonders interessieren, nochmals aufzugreifen.

Auch können die Themen des Manuals nun nochmals wiederholend auf alltägliche Situationen der Patienten bezogen und angewandt sowie dabei entstehende Probleme besprochen werden.

4. Ablauf der 13. und 14. Sitzung

a) Begrüßung

b) Abstinenzrunde

Nach einem Resümee zur letzten Stunde erfragt der Therapeut bei jedem Patienten positive Veränderungen der letzten Woche. Diese werden dabei besonders hervorgehoben und verstärkt.

Werden Rückfälle berichtet, ist es wichtig, dass der Therapeut diesen eine hohe Priorität einräumt und Vorrang gewährt.

Darüber hinaus kann der Therapeut weitere wichtige Themen und Anliegen aufgreifen, von denen die Patienten berichten. Dabei sollte der Therapeut Ressourcen aktivierend vorgehen und Strategien des Motivationalen Interviews oder der Ziel- und Wertklärung nutzen.

Abschluss der Abstinenzrunde:

- Zum Abschluss fasst der Therapeut die wichtigsten Aspekte und Erkenntnisse der Abstinenzrunde zusammen.
- Darüber hinaus sollte der Therapeut die von ihm als besonders positiv wahrgenommenen Eindrücke und Veränderungen nochmals herausstellen und verstärken.

c) Thema

(1) Auswahl des Themas

Der Therapeut wählt gemeinsam mit den Patienten ein Thema aus, das nochmals aufgegriffen werden soll.

Sollen mehrere Themen vertieft werden, wird eine Reihenfolge festgelegt und ggf. auch auf die nächste Sitzung verwiesen.

Der Therapeut kann auch Themen, die sich aus der Abstinenzrunde oder aus aktuellen Ereignissen ergeben haben, aufgreifen.

(2) Zusammenfassung

Der Therapeut hebt nochmals die wichtigsten Beispiele und Erkenntnisse der Patienten hervor. Offene Fragen werden geklärt.

Dann gibt der Therapeut einen Ausblick auf die nächste Stunde. Der Therapeut weist darauf hin, dass auch in der nächsten Sitzung nochmals Zeit für weiterhin offene Fragen und Themen ist und überlegt mit den Patienten, welche Themen noch besprochen werden sollen.

d) Verabschiedung

5. Typische Schwierigkeiten in dieser Sitzung

Es ist wichtig, sich gemeinsam auf ein Thema zu einigen und die Sitzung gut zu strukturieren. Alle noch offenen Fragen der Patienten sollen geklärt werden.

Werden von den Patienten keine Themen genannt, kann der Therapeut nachfragen, ob bisher alle Themen problemlos auch im Alltag angewendet werden konnten oder sich bisher Fragen ergeben haben. Werden keine Anliegen genannt, kann der Therapeut Vorschläge machen oder die o. g. Bereiche Problemlösen, soziale Kompetenz oder Prokrastination einbringen, die sich im Theorieteil dieses Manuals finden lassen.

6.14 Sitzung 15: Abschlusssitzung

1. Ziele der Sitzung

Die letzte Sitzung dient der gemeinsamen Reflexion der Veränderungen durch die Abstinenz bzw. durch die Therapie. Dabei sollen die Therapieerfolge nochmals hervorgehoben und wertgeschätzt werden.

2. Arbeitsblätter und Materialien

keine

3. Einführung und Hintergrund

Mit dem Abschluss des Therapieprogramms wird ein intensiver Prozess der Zusammenarbeit und des Austausches beendet. Dies stellt für die Gruppe eine besondere Herausforderung dar. Nach dem Hineinfinden in Gruppenarbeit und Therapie müssen die Patienten nun wieder völlig selbstständig, ohne die Unterstützung der Gruppe zurechtkommen. Dies kann für manche Patienten anfangs etwas schwierig sein. Deshalb sollten Ängste oder Befürchtungen bzgl. des Gruppenendes aufgegriffen und als normale Reaktion auf einen Ablösungsprozess besprochen werden. Wichtig ist der Hinweis, dass die Ablösung von der Gruppe ebenfalls ein Lernprozess ist, mit der Chance, die erarbeiteten Erkenntnisse selbstständig weiter im Alltag zu erproben und weitere Erfahrungen zu sammeln.

Die erreichten Veränderungen und Anstrengungen der Patienten werden nochmals reflektiert und wertgeschätzt, sodass jeder Patient mit einem positiven Gefühl die Gruppe für sich abschließen kann. Auch können die von den Patienten als weniger hilfreich empfundenen Strategien oder Gruppenthemen diskutiert werden. Patienten berichten z. B.:

Herr Z.: »Das Spiel macht mich heute nicht mehr so an. Ich höre jetzt mehr auf meinen Körper als vor der Therapie. Ich merke, dass mich die Zeit vor dem PC anstrengt, mich müde macht und mir viel Energie raubt. Wie effektiv man jetzt die Zeit nutzen kann! Und wenn man nur die Wohnung aufräumt in der Zeit, in der man früher vor dem PC gesessen hat. Mir ist bewusst geworden, wie viel Zeit ich vor dem PC verschwendet habe.«

Herr J.: »Ich habe heute einen anderen Bezug zu dem PC als zu der Zeit, in der ich süchtig war. Ich habe über mein Handeln überhaupt nicht nachgedacht. Es war völlig automatisiert. Ich habe den Computer angeschaltet und mich damit ausgeschaltet. Ich bin mir heute bewusst darüber, was eine Sucht ist«.

Bezüglich ihres Screenshots oder ihrer virtuellen Identität berichten die Patienten nach Therapieende z. B.:

Herr Z.: »Am Anfang, als diese Webseite geschlossen wurde, wusste ich gar nicht mehr, was ich mit der Zeit anfangen soll. Die Seite war meine zweite Heimat. Ich habe mich jeden Tag dorthin geflüchtet. Selbst jetzt, bei dem Fragment der Seite, wollte ich sofort wieder auf Neuigkeiten klicken, irgendwie automatisch. Vielleicht als ich die Farbe der Seite gesehen habe. Ich bin erleichtert, dass es diese Seite nicht mehr gibt, aber auch traurig, da sie mir in einer Zeit, in der es mir sehr schlecht ging, geholfen hat.«

4. Ablauf der 15. Sitzung

a) Begrüßung

b) Abstinenzrunde

Nach einem Resümee zur letzten Stunde erfragt der Therapeut bei jedem Patienten positive Veränderungen der letzten Woche. Diese werden dabei besonders hervorgehoben und verstärkt.

Werden Rückfälle berichtet, ist es wichtig, dass der Therapeut diesen eine hohe Priorität einräumt und Vorrang vor anderen Themen gewährt.

Darüber hinaus kann der Therapeut weitere wichtige Themen und Anliegen aufgreifen, von denen die Patienten berichten. Dabei sollte der Therapeut Ressourcen aktivierend vorgehen und Strategien des Motivationalen Interviews oder der Ziel- und Wertklärung nutzen.

Abschluss der Abstinenzrunde:

- Zum Abschluss fasst der Therapeut die wichtigsten Aspekte und Erkenntnisse der Abstinenzrunde zusammen.
- Darüber hinaus sollte der Therapeut die von ihm als besonders positiv wahrgenommenen Eindrücke und Veränderungen nochmals herausstellen und verstärken.

c) Thema

(1) Gemeinsamer Abschluss

Der Therapeut fragt die Patienten nach ihren Gedanken und Gefühlen zum Therapieabschluss. Ängste oder Befürchtungen werden aufgegriffen, relativiert und normalisiert. Der Therapieabschluss wird als Ablösungs- und Lernprozess besprochen, nach dem weitere hilfreiche Erfahrungen gemacht werden können. Jeder Rückfall kann nochmals als Chance oder Signal hervorgehoben werden, um zu erkennen, wo weitere Veränderungen notwendig sind.

Dann werden die erreichten Therapieerfolge und Veränderungen in der Gruppe nochmals gesammelt. Folgende Fragen können hier hilfreich sein:

- Wie bewerten Sie Ihren persönlichen Zustand vor der Therapie in Bezug auf den PC-Konsum mit dem Zustand heute?
- Was genau hat sich verändert, wenn Sie Ihren Screenshot betrachten?

Außerdem wird mit jedem Patienten überlegt, an welchen Stellen selbstständig weitergearbeitet werden kann bzw. worauf geachtet werden sollte.

Die Patienten sollen außerdem in dieser Sitzung Gelegenheit bekommen, Aspekte der Therapie, die sie als weniger hilfreich empfunden haben, zu benennen.

Es ist besonders wichtig, für jeden Patienten ein positives Fazit zu ziehen und jede Veränderung nochmals hervorzuheben und wertzuschätzen.

(2) Übung Perspektivübernahme Zukunft

Mittels Imagination oder der einfachen Frage, wo sich die Patienten in fünf oder zehn Jahren sehen, können Zukunftsperspektiven aktiviert und eigene Werte und Ziele verdeutlicht werden. Diese immer wieder bewusst ins Gedächtnis zu rufen, erscheint insbesondere vor dem Hintergrund der zur kurzfristigen hedonistischen Bedürfnisbefriedigung neigenden Tendenz der Patienten wichtig. Die Patienten können hierzu aufgefordert werden, ihre Zukunftsvorstellung schriftlich zu formulieren oder auch bildhaft darzustellen bzw. eine bildliche Darstellung als Anker zu suchen, der sie im Alltag immer wieder an ihre langfristigen Ziele erinnert.

(3) Zusammenfassung

Zunächst werden noch offene Fragen geklärt. Dann wird gemeinsam ein abschließendes Fazit gezogen.

d) Verabschiedung

5. Typische Schwierigkeiten in dieser Sitzung

Die Erfahrung zeigt, dass die Patienten im Verlauf der Therapie in unterschiedlichem Ausmaß therapeutische Fortschritte gemacht haben und ebenso in unterschiedlichem Umfang aktiv an der Gruppendynamik partizipiert haben. Auch die Patienten, die weniger von der Therapie profitiert haben, sollen mit einem guten Gefühl die Therapie beenden. Jede Bemühung und Veränderung soll wertgeschätzt und hervorgehoben werden.

7 Fallbeispiele

7.1 Beispiel eines Patienten mit einer Störung durch Computerspielen

Soziale Eckdaten

Alter: 23 Jahre, arbeitslos, keine Partnerschaft, bei den Eltern wohnend

Diagnosen

F63.8 Störung durch Computerspielen (ICD-11: 6C51)
F32.1 Mittelgradige depressive Episode (ICD-11: 6A70.1)
F40.1 Soziale Phobie (ICD-11: 6B04)
Alkoholmissbrauch in der Vorgeschichte

Symptomatik bei Erstvorstellung in der Ambulanz für Spielsucht

Der Patient berichtete, sein Leben bestehe seit längerer Zeit ausschließlich aus seinen Aktivitäten in einem MMORPG. Er spiele aktuell 12 Stunden pro Tag, er könne sich dem Verlangen zu spielen nicht erwehren und habe keine Kontrolle mehr über Beginn und Beendigung des Spiels. Andere Interessen oder Aktivitäten habe er vollkommen vernachlässigt und sich sozial extrem zurückgezogen. Um spielen zu können, sei er oftmals zu spät oder gar nicht zur Arbeit gegangen und habe schließlich – auch wegen Konflikten mit seinem Chef, seinen Job als Konditor gekündigt. Arbeitslos habe er sich aber erst ca. fünf Monate später gemeldet. Er habe seine Probleme und anstehenden Verpflichtungen durch das Spielen gut verdrängen können. Seine Eltern habe er lange Zeit angelogen, diese hätten zunächst nichts von seiner Arbeitslosigkeit mitbekommen. Finanziell sei seine Lage aufgrund der bislang fehlenden Bezüge vom Arbeitsamt angespannt. Auch habe er seine Hygiene und Ernährung vernachlässigt und in den letzten Jahren deutlich an Gewicht zugenommen. Rückenschmerzen quälten ihn aufgrund der monotonen Haltung vor dem Bildschirm und des Mangels an Bewegung. Sein Schlaf-Wach-Rhythmus sei vollkommen verschoben, er spiele zu oft Nächte durch. Bisher habe er noch nicht ernsthaft versucht, sein Spielverhalten aufzugeben. Er merke jedoch, dass es so nicht für ihn weitergehen könne. Er fühle sich antriebs- und freudlos, leide unter extremen Minderwertigkeits- und Schuldgefühlen, seit drei Monaten seien Lebensüberdrussgedanken hinzugekommen. Auch beschrieb er eine völlige Hoffnungs- und Perspektivlosigkeit. Er glaube, sein exzessives Spielverhalten hänge unter anderem mit seinen Schwierigkeiten, soziale Kontakte zu knüpfen, zusammen. Im Unterschied zum virtuellen Leben sei er in der Realität stark gehemmt in der Interaktion mit anderen. Er leide unter ausgeprägten Ängsten, sich vor anderen zu blamieren und abgelehnt zu werden und vermeide, so gut es ginge, soziale Situationen.

In dem vor Durchführung des Erstgesprächs ausgefüllten Fragebogen schildert der Patient folgende Probleme und Ziele für die Therapie:

Bitte schildern Sie in eigenen Worten, was Sie zu uns geführt hat (Probleme, Belastungen)

- Hilflosigkeit, wie ich mein Leben wieder in den Griff bekommen soll. Das Gefühl, komplett versagt zu haben und nicht mehr weiter zu wissen.
- So gut wie keine sozialen Kontakte, keine Kontakte zu Freunden, da Spielen meine Freizeit komplett ausfüllt. Keine Freude mehr, nur das Spiel, das alles in meinem Leben bestimmt.
- Perspektivlosigkeit in Sachen Beruf.

Was möchten Sie erreichen (Ziele, Veränderungswünsche)?

- Geregelter Tagesablauf, ohne zu spielen
- Neue Ausbildung/Beruf, der mir Spaß macht
- Gewicht reduzieren, wieder Sport machen
- Ich will mich wieder mögen.

Psychischer Befund

Der Patient erschien zum Erstgespräch wach, voll orientiert, mnestisch intakt, mit affektiv eingeschränkter Eigenschwingung und Modulierbarkeit. Seine Stimmung war dysphorisch, niedergeschlagen, der Antrieb gemindert. Er war psychomotorisch verlangsamt und hatte einen inhaltlich adäquaten Stil. Es gab keinen Anhalt für Zwänge, Wahn, Ich-Störungen und produktiv-psychotisches Erleben. Lebensmüde Gedanken waren eruierbar, der Patient konnte sich jedoch von konkreten Suizidabsichten distanzieren.

Testpsychologisch zeigten sich in der AICA-S mit einem Punktwert von 19,5 deutliche Hinweise auf eine vorliegende Computerspielabhängigkeit, welche sich auch mittels Fremdrating (AICA-C) sowie klinischem Eindruck bestätigen ließ. Mittels SKID konnte weiterhin eine mittelgradige depressive Symptomatik sowie eine vorliegende soziale Phobie diagnostiziert werden. In der darüber hinaus durchgeführten testpsychologischen Untersuchung zeigten sich im SCL-90 Auffälligkeiten in den Bereichen Depressivität, Zwanghaftigkeit und Psychotizismus, im Gießener Beschwerdebogen (GBB, Brähler und Scheer 1995) eine deutlich erhöhte Belastung durch somatische Beschwerden. Die Liebowitz-Soziale-Angst-Skala

(LSAS, Liebowitz 1987) wies auf das Vorliegen ausgeprägter sozialer Ängste sowie der Fragebogen zur allgemeinen Selbstwirksamkeit (SWE, Jerusalem und Schwarzer 1992) auf ein erniedrigtes Selbstwirksamkeitserleben hin. Im AAS-Fragebogen (Adult Attachment Styles, Hazan und Shaver 1987) zeigten sich erhöhte Werte auf den Skalen Distanz und Angst im Kontakt mit anderen Menschen. Erhöhte Werte im Bereich Neurotizismus sowie erniedrigte Werte im Bereich Gewissenhaftigkeit ergaben sich im Neo-Fünf-Faktoren-Inventar (NEO-FFI, dt. Version, Borkenau und Ostendorf 1993).

Biografische Bezüge und Suchtanamnese

Der Patient berichtete, mit seinen beiden jüngeren Geschwistern bei den Eltern aufgewachsen zu sein. Die gesamte Familie habe mit dem Beginn der Depressionserkrankung des Vaters nach einem schweren Autounfall vor acht Jahren eine enorme Belastung erfahren. Er habe früh die Tendenz entwickelt, Verantwortung für das Wohlergehen für den Rest der Familie zu übernehmen sowie seine eigenen Sorgen und Probleme mit sich selbst auszumachen. Nach und nach habe er sich dann immer mehr aus dem Familienleben zurückgezogen und begonnen, verstärkt offline Spiele zu nutzen. In der Schule erinnere er sich, seit der Kindheit Hänseleien ausgesetzt und ein Außenseiter gewesen zu sein. Er habe stets zur Randgruppe der Klassengemeinschaft gezählt, sich später durch seinen Musikstil (Punk, Metal) und entsprechenden Kleidungsstil selbst stark abgegrenzt. Auch habe er während seiner Jugend häufig exzessiv Alkohol konsumiert. Dies habe er mittlerweile zum Glück wieder im Griff. Schulisch habe er stets wenig Engagement und schlechte Leistungen erbracht. Erfolge habe er hier keine für sich verbuchen können. Als er 17 gewesen sei, habe er begonnen, mit Schulkameraden diverse Shooter, schließlich insbesondere Online-Rollenspiele zu spielen. Im Gegensatz zu seinen Freunden habe er den Absprung vom Spiel nicht geschafft. Im Gegenteil, seine Spielzeiten hätten sich nach und nach auf mehr als zwölf Stunden täglich gesteigert. Besonders fasziniert und an das Spiel gebunden habe ihn die soziale Bestätigung sowie die erlebten Erfolge, die ihm im realen Leben in sozialen Kontakten sowie schulisch und beruflich gefehlt hätten (»Ich wollte Bewunderung. Die habe ich im Spiel bekommen.«). Die erlebte Bestätigung habe in ihm einen extremen Ehrgeiz entfacht, der Beste im Spiel zu werden. Aufgrund seiner intensiven Beschäftigung mit dem Spiel sei er auch bald von den anderen als Experte anerkannt worden. Er habe die Gildenführung übernommen und sei Ansprechpartner für alle Fragen das Spiel betreffend geworden (»Ich kenne das Spiel so gut wie sonst keiner. Ohne mich läuft da nichts. Ich helfe den anderen, leite sie an. Im Spiel werde ich geachtet.«). Zudem habe er in der virtuellen Welt ein Selbstbewusstsein und eine soziale Kompetenz entwickelt, die ihm im realen Leben nicht zur Verfügung gestanden habe (»Im Spiel bin ich jemand anderes. Da bin ich selbstbewusst, stark und durchsetzungsfähig und kann locker mit anderen kommunizieren.«). Alle Energie und Kraft, die er besessen habe, habe er in den Aufbau und die Entwicklung seines Avatars gesetzt (»Ich habe mehr als Avatar im Spiel gelebt als in der Realität.«) und entsprechend eine starke Bindung zu diesem aufgebaut. Er beschreibt ihn als »guten Freund und Begleiter«.

Das Spiel habe für ihn über die damit verbundene soziale Anerkennung und Einbindung sowie das Erfolgs- und Flow-Erleben bald die Funktionalität bekommen, alle in der Realität anfallende Probleme vergessen zu können.

In den probatorischen Sitzungen gab der Patient an, sich nicht vorstellen zu können, das Spiel ganz aufzugeben, zu eng sei seine Bindung und zu groß seine Angst, »dann gar nichts mehr zu haben«. Er wolle über die Therapie erreichen, dass das Spiel nicht mehr die oberste Priorität in seinem Leben habe und sein Spielverhalten soweit unter Kontrolle bringen, dass es nur noch als »Lückenfüller bei freier Zeit« diene. Er wolle sich aktiv neue Freizeitaktivitäten suchen, alte Freund- und Bekanntschaften reaktivieren und sich um seine berufliche Zukunft kümmern (»Spielen bringt mir doch nicht wirklich was, nur eben den kurzfristigen Spaß.«).

Therapieverlauf

Der Patient nahm an insgesamt 15 Gruppen- sowie acht Einzelsitzungen spezifischer Therapie bei Computerspielabhängigkeit teil.

In den Einzelsitzungen beschäftigten wir uns zunächst ausführlich mit den Motiven des Patienten, Online-Rollenspiele zu spielen und seiner stark ausgeprägten, oben beschriebenen Bindung an den Avatar. Es gelang dem Patienten eine tiefgreifende Reflexion seiner zugrunde liegenden Bedürfnisse und Wünsche, die ihn immer mehr hatten in das Spiel versinken und aus der Realität flüchten lassen. Hierüber konnte der Patient eine Motivation entwickeln, langfristig eine Abstinenz vom Spiel anzustreben und in der Realität soziale Einbindung, Anerkennung sowie Erfolge zu suchen und soziale Unterstützung anzunehmen, was ihm aufgrund des familiären Hintergrundes schwerfiel. Als ersten Schritt in diese Richtung entschied er sich aus der stark erfolgsorientierten Gilde auszutreten, die er bisher als Gildenchef angeleitet hatte. Ein vollkommener Abschied von seinem Avatar und dem Spiel war zu diesem Zeitpunkt aufgrund mangelnder alternativer Ressourcen für ihn nach wie vor zu angstbesetzt. Er kehrte zu einer seiner alten Gilden zurück, wo er im Gegensatz zu seiner Aufgabe als Gildenchef in der vorangegangenen Gruppe keine verantwortungsvollen Aufgaben übernahm. Eine erste Reduktion der Spielzeiten konnte hierüber erreicht werden. Darüber hinaus setzte er sich einen festen Endpunkt für die Löschung seines Accounts. Eine Stärkung seiner Motivation, eine Abstinenz vom Spiel anzustreben, gelang insbesondere über die Einbindung in die Gruppentherapie. Dort erlebte er andere Patienten als Modell, die Ähnliches wie er bei Beendigung des Spiels durchgemacht hatten bzw. gerade dabei waren, dies zu erfahren. Auch bot die Gruppe ihm die Sicherheit, bei Löschung des Accounts nicht »ganz allein da zu stehen«. In der Zeit bis zur Erreichung der Deadline wurde ein intensives Abschiednehmen für den Patienten wichtig. In einem Abschiedsbrief verarbeitete er intensiv seine Spielerfahrungen, dahinterstehende Bedürfnisse sowie seine aktuelle Motivation, von dem Hauptspiel Abstand zu nehmen. Er machte seinen Abschied auch in der Gilde sozial verbindlich, indem er Mitspieler hinsichtlich seiner Situation und seiner Absicht, seinen Account zu löschen, aufklärte. Neben der intensiven Arbeit an der Spielproblematik gelang dem Patienten nach und nach eine deutliche Stimmungsstabilisierung über die Wiederaufnahme seines früheren Hobbys Schwimmen. Er reaktivierte alte Kontakte zu ehemaligen Schulfreunden und dem Karnevalsverein, in dem er früher aktiv gewesen war. Damit einhergehend erlebte er positive Verstärkung. Im Hinblick auf sein schwach ausgeprägtes Selbstbewusstsein sowie seine soziale Ängstlichkeit konnte der Patient gut von der kognitiven Arbeit mit seinen verinnerlichten Grundannahmen »Ich bin nicht attraktiv für andere.«, »Ich bin anderen unterlegen.«, »Soziale Kontakte sind gefährlich.« etc. profitieren und seinen dysfunktionalen Glaubenssätzen immer häufiger erfolgreich mit wohlwollenderen Einstellungen und Argumenten entgegentreten. Im Rollenspiel übten wir in Einzel- sowie in Gruppensitzungen soziale Situationen wie Kontaktaufnahme, Vorstellungsgespräche und Vorträge vor anderen mit Videofeedback. Das konnte der Patient auf reale Situationen übertragen und in der Wirklichkeit seine vorherrschenden Ängste überprüfen. Den größten Schub an Bestärkung und Motivation, sein Leben nun fern von Online-Spielen zu meistern, gelang ihm über die Anstellung in einer Kindergrippe für ein Freiwilliges Soziales Jahr. Der dort erlebte Zuspruch half ihm auch in beruflicher Hinsicht, eine zufriedenstellende Zukunftsperspektive für sich zu entwickeln. Zu Ende der Therapie bewarb er sich erfolgreich auf einen Ausbildungsplatz als Erzieher. Sein Spielverhalten war bis dahin auf ca. fünf Stunden pro Woche zurückgegangen, als der Patient entschied, nun auch für eine Löschung des Accounts bereit zu sein. Das in der Gruppe durchgeführte Expositionstraining berührte ihn emotional noch einmal sehr. Nach Abflauen der starken positiven Bindungsgefühle seinem Avatar gegenüber konnte er jedoch genügend Abstand zum Spiel für sich erreichen. Er nahm sich am darauffolgenden Wochenende bewusst Zeit, seinen Account in einem für ihn passenden Ritual zu löschen.

7.2 Beispiel eines Patienten mit einer Internetnutzungsstörung

Soziale Eckdaten

Alter: 34 Jahre, alleinstehend, wohnt in eigenem Haushalt, BWL-Student, angestellt in der Firma des Bruders

Diagnosen

F 63.8 Internetnutzungsstörung (ICD-11: 6C5Y)
F 33.1 Rezidivierende depressive Störung, gegenwärtig mittelgradige Episode (ICD-11: 6A71.1)
Narzisstische Persönlichkeitsakzentuierung
Cannabismissbrauch in der Vergangenheit

Symptomatik bei Erstvorstellung in der Ambulanz für Spielsucht

Der Patient berichtete, bis zu neun Stunden täglich online zu sein. Hauptsächlich surfe er planlos nach verschiedensten Informationen zu Politik, Wirtschaft, Kultur etc., hangele sich von einer Nachrichtenseite zur nächsten, nutze jedoch auch intensiv einschlägige Datingseiten, um Frauen kennenzulernen und sexuelle Kontakte anzubahnen, sowie Erotikseiten. Die Kontaktaufnahme via Internet falle ihm leichter als im realen Leben, wo er sich häufig als unattraktiv und minderwertig empfinde: Er sehne sich sehr nach einer festen Partnerschaft. Die über das Internet erfahrene Anerkennung von Frauen und die darüber entstehenden kurzen sexuellen Kontakte vermittelten ihm zumindest ein gewisses Gefühl von Nähe und Intimität. Aktuell sei er stets bis in die frühen Morgenstunden online. Sein Schlaf-Wach-Rhythmus sei vollkommen gestört und er leide unter ausgeprägten Schlafstörungen. Könne er nicht online sein, sei er oftmals stark reizbar und innerlich unruhig. Weiterhin fühle er sich extrem antriebslos. Er schiebe alle Tätigkeiten (Studium, Haushalt, Alltag) bis auf die letzte Minute hinaus, bringe nichts zu Ende. Nur unter extremem Druck schaffe er es, sich seinem Studium oder anderen Aufgaben zu widmen. Darunter leide die Qualität seiner Arbeiten insgesamt sehr. Er befürchte, sein Studium nicht erfolgreich abschließen zu können. Ihm komme derzeit alles sinn- und hoffnungslos vor. Er fühle sich als Versager und mache sich heftige Selbstvorwürfe. Neben den Kontakten übers Internet habe er wenig soziale Einbindung. Auch andere Hobbys wie Handball, was er früher gern gespielt habe, habe er aufgegeben. Seit drei Monaten träten immer wieder auch Suizidgedanken auf als Möglichkeit, seinen ganzen Schwierigkeiten ein für alle Mal ein Ende zu setzen. Von der Therapie erhoffe er sich, den PC wieder als Arbeitsmittel statt als Ablenkungsmittel nutzen zu können, sich wieder Ziele in der Realität zu setzen und diese kontinuierlich zu verfolgen sowie in das soziale Leben wieder integriert zu werden.

In dem vor Durchführung des Erstgesprächs ausgefüllten Fragebogen schildert der Patient folgende Probleme und Ziele für die Therapie:

Bitte schildern Sie in eigenen Worten, was Sie zu uns geführt hat (Probleme, Belastungen)

- Ich verbringe zu viel Zeit online. Bis zu zwölf Stunden pro Tag. Dadurch ist mein Sozialleben ziemlich zum Stillstand gekommen.
- Ich habe nicht das Gefühl, in meinem Leben irgendwo hinzukommen. Ich drifte ziel- und planlos umher.
- Ich schaffe es nicht, irgendetwas konsequent und langfristig zu verfolgen: Ziele, Aufgaben, ein halbwegs geordnetes Leben.

Was möchten Sie erreichen (Ziele, Veränderungswünsche)?

- Ich will leben. Das soll heißen: Ich will Ziele haben, die ich kontinuierlich verfolge, berufliche Ziele. Ich will ein sozial normales und ausgewogenes Leben.

Psychischer Befund

Der Patient erschien zum Erstgespräch wach, voll orientiert, mnestisch intakt, mit affektiv eingeschränkter Eigenschwingung und Modulierbarkeit. Seine Stimmung war dysphorsich, niedergeschlagen, der Antrieb gemindert. Er war psychomotorisch verlangsamt, hatte einen inhaltlich adäquaten Stil. Es gab keinen Anhalt für Zwänge, Wahn, Ich-Störungen und produktiv-psychotisches Erleben. Von zeitweiligen suizidalen Gedanken konnte sich der Patient glaubhaft distanzieren. In der Interaktion erschien der Patient sehr offen. Er lenkte stark das Gespräch, beschrieb einen überaus starken Leidensdruck bei gleichzeitig wiederholter Betonung seiner intellektuellen Kompetenzen, familiären Ressourcen sowie finanzieller Erfolge in der Vergangenheit. In der Schilderung seiner Schwierigkeiten präsentierte er sich stark sprunghaft, erzählte wenig zusammenhängend, so dass es oftmals schwierig war, dem Gespräch und seinen Anliegen zu folgen. Testpsychologisch zeigten sich im AICA-S mit einem Punktwert von 16 deutliche Hinweise auf das Vorliegen einer Internetsucht. Diese konnte ebenso mittels Fremdrating (AICA-C) sowie klinischem Eindruck bestätigt werden. Mittels SKID konnte zudem eine rezidivierende depressive Störung mit aktuell vorliegender mittelgradiger Episode diagnostiziert werden. Weiterhin zeigte sich eine Tendenz zur narzisstischen Persönlichkeit. Im SCL-90-R zeigte sich eine erhöhte psychische Belastung, insbesondere in den Bereichen Depressivität, Zwanghaftigkeit sowie Unsicherheit im Sozialkontakt. Auch der LSAS wies auf das Vorliegen sozialer Ängste hin. Im AAS zeigten sich im interpersonalen Kontakt ein Vorherrschen von sozialer Distanz sowie Angst. Im NEO-FFI war ein erhöhter Wert im Bereich Neurotizismus zu verzeichnen, in der Sensation Seeking Skala Form V (SSS-V, dt. Version, Beauducel et al. 2003) zeigte sich ein verstärktes Vorliegen von »Thrill and Adventure«, »Experience« sowie »Sensation Seeking«. In der ADS-Diagnostik blieb der Wert in der Wender-Utah-Rating-Scale (WURS-K, Rösler et al. 2008) jedoch unter dem Cut-off.

Biografische Bezüge und Suchtanamnese

Der Patient berichtete, mit seinen Eltern und seinem älteren Bruder zusammen aufgewachsen zu sein. Seine Eltern seien beruflich äußerst engagiert und erfolgreich gewesen. Sie hätten wenig Zeit für die Kinder gehabt. Sein Bruder sei ein »Überflieger« und schulisch und beruflich stets sehr erfolgreich gewesen. Dieser habe ihn häufig offen abgewertet. Auch von seinen Eltern habe er sich abgelehnt gefühlt, wie »das schwarze Schaf der Familie«. Beide seien sehr fordernd und leistungsorientiert gewesen. Er sei zwar hochintelligent, jedoch faul gewesen. In der Schule habe er immer eine Außenseiterrolle innegehabt und sei gehänselt worden. Er habe sich schon früh zurückgezogen, sich meist mit sich allein beschäftigt. Mit zwölf Jahren habe er sich seinen ersten eigenen PC gekauft und viel Zeit mit PC-Spielen verbracht. Mit 16 habe er erste Erfahrungen mit Drogen (THC, Amphetaminen) gemacht. Zu Hause habe es nur noch Streit gegeben und er sei schließlich mit finanzieller Unterstützung der Eltern ausgezogen. Mit Beginn seines ersten Studiums im Alter von 20 Jahren sei er massiv verwahrlost. Sein Leben sei von PC-Spielen sowie Drogenkonsum bestimmt gewesen. Zwei Studiengänge habe er bereits abgebrochen. Mit 24 habe er eine zweijährige Psychotherapie in Anspruch genommen, konsumiere seitdem keine Drogen mehr. Weder sein Studium noch Praktika oder Arbeitstätigkeiten habe er konsequent verfolgen können. Alles sei ihm schnell langweilig geworden, was zu Passivität und Aufschiebetendenzen seinerseits geführt habe. Sein Bruder »halte ihn nun in seiner Firma aus«, werte ihn jedoch permanent ab. Depressive Einbrüche habe er immer wieder erlebt, wenn er durch seinen exzessiven PC-Konsum bei anstehenden Lebensaufgaben gescheitert sei. Er glaube kaum noch, ein »normales Leben« führen zu können. Er sei zwar schnell begeisterungsfähig für verschiedene Aufgaben, habe jedoch ein geringes Durchhaltevermögen und breche die Dinge bei den geringsten auftretenden Schwierigkeiten oder auch Konflikten mit Mitmenschen schnell wieder ab. Er sei ein Mensch der Extreme, entweder mache er Dinge »ganz oder gar nicht«.

Die familiären Beziehungen seien durch sein vielfältiges Scheitern an Arbeitstätigkeiten stark belastet. Eine länger dauernde feste Partnerschaft habe er nie gehabt, auch sonst bestünden keine vertrauensvollen Kontakte. Er habe sich zu wenig um diese bemüht.

Therapieverlauf

Der Patient nahm insgesamt 15 Gruppensitzungen sowie acht Einzelsitzungen störungsspezifischer Therapie bei Onlinesucht in Anspruch.

Der Beginn der Behandlung stellte die Entwicklung eines Störungsmodells unter Einbeziehung der biografischen Lerngeschichte dar. Weiterhin wurde eine strukturierte Selbstbeobachtung mittels Verhaltensprotokollen zur Identifizierung kritischer Auslösesituationen für das Onlineverhalten angeregt, die der Patient nach anfänglichem Vermeidungsverhalten und mangelnder Gewissenhaftigkeit führte. Insbesondere anstehende leistungsbezogene Aufgaben (Arbeit, Studium) konnten als Trigger für das hoch automatisierte Fluchtverhalten in die Onlinewelt sowie Einsamkeits- und Minderwertigkeitsgefühle als Auslöser für die Kontaktaufnahme per Onlinedatingseiten oder auch die Nutzung von pornografischen Inhalten identifiziert werden. Die Reflexion der funktionalen Bedingungen des Onlineverhaltens mittels Erarbeitung der kurz- und langfristigen Konsequenzen ergab schnell und für den Patienten gut nachvollziehbar eine kurzfristig positiv erlebte Entlastung von Misserfolgs- und Versagensängsten bei langfristiger Verhinderung der konsequenten Verfolgung seiner Werte und Ziele wie berufliche und finanzielle Unabhängigkeit von der Familie und eine feste Partnerschaft. Zur Stimuluskontrolle gelang es dem Patienten relativ schnell in der Behandlung, seine Spielaccounts zu löschen und seine Spiele zu entsorgen. Schwieriger gestaltete sich die Vorstellung, seine Chatprofile zu löschen und auf pornografische Inhalte zu verzichten. Während der Therapie erlebte der Patient einen Rückfall ins exzessive PC-Spielen (er spielte mehrere Tage über 20 Stunden pro Tag) per Browser-Games sowie verschiedentlich immer wieder Misserfolge beim Versuch, sein Surf- und Chatverhalten zu kontrollieren. Immer wieder kam es dazu, dass er sich von einer Nachrichtenseite zur nächsten hangelte und alle anstehenden Aufgaben darüber vergaß. Die dysfunktionalen Annahmen, über eine Chatbekanntschaft eben doch die »Partnerin fürs Leben« zu finden und wenn nicht, zumindest sexuelle Erfahrungen zu sammeln, verführten ihn immer wieder zu exzessiven Sessions und dem Aufschieben von Aufgaben oder Arbeitsunterbrechungen. Es kristallisierte sich im Laufe der Therapie immer stärker heraus, dass die stärkste Bindung des Patienten und immerwährende Rückfallgefahr insbesondere die Nutzung der erotischen Chats darstellte. Hier suchte er Bestätigung, da er sich im realen Kontakt unattraktiv fühlte, aber seine kommunikative Stärke ihm Türen zu sexuellen Kontakten eröffnete, die er vermeintlich über die Kontaktaufnahme in der Realität nicht bekommen hätte. Trotz Einsicht, dass eine Weiterführung der Chats und ständig wechselnde sexuelle Kontakte seinem langfristigen Ziel, einer stabilen Beziehung, entgegenstehen und er hierüber keine feste Partnerin finden würde, konnte er dem Sog und der Verführung des Chats nicht widerstehen. Er versuchte, eine Änderung zu erreichen, indem er im Chat bei Frauen offen ansprach, dass er keine kurzfristigen sexuellen Kontakte, sondern eine feste Beziehung suche. Letztendlich war ihm die Paradoxie und die Aussichtslosigkeit, dies auf einem erotisch angelegten Chat zu tun, jedoch rational klar. Eine Löschung des Accounts war für ihn trotzdem nicht möglich (»Immerhin das habe ich noch.«). Trotz Einsicht in die Funktionalität und Konsequenzen der exzessiven Internetnutzung (4-Felder-Schema) gelangen eine stabile Unterbrechung des automatisierten Suchtverhaltens und eine Impulskontrolle nicht. Weitere Maßnahmen zur Stimuluskontrolle (z. B. keinen Internetzugang zu Hause oder auf der Arbeit oder die Installation einer Software zur Kontrolle der Internetzeiten bzw. zur Sperrung bestimmter Internetseiten) lehnte der Patient ab. Auch bewertete der Patient (mit Schwankungen) den langfristigen Gewinn einer Verhaltensänderung immer wieder als zu anstrengend bzw. zu wenig positiv und beschrieb anhaltendes Zweifeln an den von ihm formulierten Werten und Zielen wie »Ist das nicht alles sinnlos? Will ich wirklich so ein 0–8–15-Leben? Will ich nicht lieber so oft wie möglich online sein und mir hier weiterhin viele sexuelle Erfahrungen beschaffen?«. Auch diese Strategie konnte als kurzfristige Entlastungsmöglichkeit von Misserfolgsängsten identifiziert werden. Dem Patienten gelang es teilweise, entsprechende dysfunktionale Gedankenketten schneller zu unterbrechen.

Zur Reduktion der depressiven Symptomatik erhielt der Patient unterstützend Citalopram sowie abends Trimipramin zur Schlafregulation. Mittels Tagesplanung und Wochenstrukturierung versuchten wir, eine regelmäßige Tagesstruktur sowie eine Regulation seines Schlaf-Wach-Rhythmus (nach schlafhygienischer Aufklärung) zu erreichen. Besonders schwierig stellte sich für ihn hierbei das morgendliche Aufstehen dar, wobei es ihm nur mit minutiöser Planung eines morgendlichen Rituals gelang, aufzustehen und den PC nicht anzuschalten. Konnte dies an manchen Tagen nicht erreicht werden, war es ihm anschließend nicht möglich, den angestoßenen Suchtkreislauf zu durchbrechen. Eine erfolgreiche Umsetzung seiner Tages- und Wochenstrukturierung erlebte der Patient als überaus motivierend und hilfreich, konnte diese jedoch maximal zwei Wochen am Stück aufrechterhalten. Ein Rückfall ins alte Verhaltensmuster ging jeweils mit einer entsprechend depressiven und demoralisierten Stimmung einher. Es war viel therapeutische Motivationsarbeit zur Wiederaufnahme der strukturierenden Maßnahmen von Nöten.

Auch die Wiederaufnahme seines alten Hobbys Handball gelang dem Patienten immer nur zeitweise regelmäßig, obwohl er hier positive Erfahrungen machte und auch die soziale Einbindung im Verein genoss. In der Gruppe stellte er sich als treibende Kraft dar, Treffen auch außerhalb des therapeutischen Angebots anzuregen. Auch half er den Mitpatienten gern mit Tipps zur Kontaktaufnahme mit anderen (insbesondere dem anderen Geschlecht) aus, wendete diese jedoch nur zögerlich für sein eigenes Ziel – der verstärkten sozialen Einbindung in der realen Welt – an. Eine Umstellung seiner Ernährung (weg von Fast Food auf eine ausgewogenere Ernährung) gelang ihm phasenweise, wodurch er sein Gewicht etwas reduzieren konnte.

Bezüglich seiner vorliegenden Prokrastinationstendenzen zeigten sich immer wieder dysfunktionale, die Aufschiebetendenzen stützende Annahmen wie »Ich bin gerade nicht in Laune, dann wird das sowieso nichts. Wenn ich mit der Arbeit anfange, dann muss ich sie auch sofort perfekt machen.« u. Ä. Mittels kognitiver Umstrukturierung konnten diese Annahmen hinterfragt und ein aktiv problemlösendes Vorgehen über Selbstinstruktionen sowie positive Selbstwertregulierung und Verstärkung erarbeitet werden. Teilweise erreichte der Patient hierüber Erfolgserlebnisse und Bewältigungserfahrungen, jedoch war auch hier keine stabile Veränderung zu erreichen. Festgelegte Handlungsroutinen bei Beginn der Arbeitstätigkeit halfen ihm zeitweise, die Onlinenutzung während der Arbeit auf berufsbezogene Inhalte zu beschränken. Auch hier kam es noch häufig zu Rückfällen mit übers Internet geknüpften weiblichen Bekanntschaften und dem Drang zu prüfen, ob eine erneute Kontaktaufnahme der anderen Seite erfolgt war (»Ich will ja nur kurz schauen, ob sie mir eine E-Mail geschrieben hat, ob sie für unsere Verabredung am Wochenende zugesagt hat.« etc.). Bezüglich seines Studiums begann der Patient eine mittelfristig angelegte Planung seiner anstehenden Aufgaben und Lerninhalte, um sein Zeitmanagement zu verbessern und nicht mehr alles »auf den letzten Drücker« erledigen zu müssen. Eine Umsetzung seiner Planung gelang zeitweise.

Als sich abzeichnete, dass bis Ende der Therapie keine stabilere Verhaltensänderung zu erreichen war, besprachen wir mit dem Patienten die Möglichkeit, die angestoßenen Entwicklungen mittels einzeltherapeutischer Psychotherapie weiterzuführen. Aktiv bemühte sich der Patient um einen Therapieplatz bei einem niedergelassenen Kollegen und konnte bis Abschluss der Behandlung dorthin übermittelt werden.

In der Katamnese zeigten sich in der AICA-C keine Hinweise mehr auf ein abhängiges PC-Nutzungsverhalten. Aufgrund der immer wiederkehrenden Rückfälligkeit ins alte Verhaltensmuster kann jedoch nicht von einer stabilen Veränderung gesprochen werden. Der Patient scheint weiterhin stark gefährdet, die erreichten Entwicklungsschritte wieder aufzugeben. Eine stabile Kontrolle der PC-Aktivitäten konnte nicht erreicht werden, da immer wieder starkes/unkontrollierbares Verlangen nach Onlineaktivitäten zu wiederholter, länger als beabsichtigter Beschäftigung mit dem PC führte.

7.3 Beispiel einer Patientin mit Social Media Abhängigkeit und komplexer Komorbidität

Soziale Eckdaten

Alter: 37 Jahre, alleinstehend, abgeschlossene Ausbildung als Versicherungskauffrau und derzeit in festem Angestelltenverhältnis

Diagnosen

F 63.8 Störung durch Computerspielen (ICD-11: 6C51)
F 60.31 Emotional-instabile Persönlichkeitsstörung, Borderline Typus (ICD-11: 6D11.5)
F33.1 Rezidivierende depressive Störung, gegenwärtig mittelgradige Episode (ICD-11: 6A71.1)

Symptomatik bei Erstvorstellung in der Ambulanz für Spielsucht

Die 37-jährige Patientin nennt als Anlass der Vorstellung immer extremer werdende Nutzungszeiten verschiedener sozialer Medien und Netzwerke. Sie habe mittlerweile in etlichen sozialen Netzwerken Profile eingerichtet und allein die tägliche Pflege dieser Profile sei schon äußerst zeitaufwändig. Hinzu komme, dass Sie einen inneren Druck verspüre, eingehende Posts und Kommentare, welche ihr auf dem Smartphone sofort angezeigt würden, reagieren zu müssen, ein Impuls, den sie kaum noch kontrollieren könne. Im Laufe der letzten Monate sei erschwerend hinzugekommen, dass sie sich eine »in sich verstrickte Parallelwelt« in den sozialen Netzwerken aufgebaut habe. Dies sei zunächst ein schleichender Prozess gewesen, in dem sie aus einer spontanen Laune heraus in einem Profil eine bewusste Falschmeldung über einen Urlaub in der Karibik gepostet hätte. Sie habe dazu über ein Bildbearbeitungsprogramm alte Urlaubsfotos von sich retuschiert und es habe ihr eine merkwürdige Freude bereitet, um das bearbeitete Foto herum eine komplett ausgedachte Geschichte zu erfinden und diese gegenüber ihren Kontakten als Realität zu verkaufen. Von diesem Hochgefühl angespornt habe sie im Laufe der folgenden Wochen auf immer mehr ihrer Profile derartige erfundene Inhalte über Aktivitäten, Interessen und Erlebnisse eingestellt. Letztlich sei sie so weit gegangen, dass sie auf mehreren Netzwerken gänzlich neue Profile angelegt habe. Diese Profile stellten völlig unterschiedliche Personen mit eigenen Werdegängen, Vorlieben und Lebenssituationen dar. Jede dieser Personen habe wiederum ihr eigenes soziales Netz mit unterschiedlichen Kontakten, die jedoch gleichzeitig auch Überschneidungen aufwiesen. Mittlerweile sei es nicht nur beanspruchend, alle Profile, sowohl die echten als auch die ausgedachten, zu pflegen und regelmäßig neue Inhalte zu kreieren, sondern auch darauf zu achten, dass die Täuschung niemandem auffalle. Von Zeit zu Zeit erscheine der Patientin ihr Handeln absurd. Diese Erkenntnis treffe sie dann stets wie ein Schlag und jedes Mal nehme sie sich dann vor, den Großteil der Fake-Profile zu deaktivieren oder zumindest ruhen zu lassen. Doch im Endeffekt könne sie sich dann nie wirklich dazu überwinden und rechtfertige die Existenz dieser Profile darüber, dass sie im offline Leben schließlich auch nie genau wisse, welche Person sie eigentlich sei und dass die unterschiedlichen Profile demnach lediglich Ausdruck ihrer vielfältigen Facetten seien.

Das sowohl zeitlich als auch psychisch beanspruchende Nutzungsverhalten führe immer häufiger zu negativen Folgen, welche die Patientin jedoch mittlerweile einfach in Kauf nehme. Es sei ihr jedoch klar, dass das Verhalten die unterschiedlichsten Lebensbereiche in Mitleidenschaft ziehe, angefangen bei deutlich nachlassenden Arbeitsleistungen, liegengebliebenen Aufgaben im Haushalt und Erschöpfungszuständen durch Schlafmangel. Auch körperlich fühle sich die Patientin durchweg unwohl und unzufrieden. Sport treibe sie schon lange nicht mehr, obwohl sie gerade das regelmäßige Laufen früher immer als befreiend erlebt habe. Sie lege auch kaum noch Wert auf ihr Äußeres, kümmere sich kaum noch um ihre Pflege und empfinde mittlerweile einen regelrechten Ekel vor sich selbst. Letztens sei ihr zudem aufgefallen, dass sie zwar mit ihren mittlerweile unüberschaubaren virtuellen Sozialkontakten in regem Austausch stehe, sie auf der anderen Seite aber schon lange keinen Kontakt mehr zu ihrem Freundeskreis von früher habe. Man stehe natürlich auch irgendwie innerhalb der sozialen Netzwerke und social media miteinander in Kontakt, aber man rede nicht wirklich, geschweige denn plane gemeinsame Treffen oder Aktivitäten. Mittlerweile fühle sich die Patientin regelrecht hilflos. Sie ertrage es manchmal kaum noch, die letzten Kraftreserven dafür aufzuwenden, ihre Profile auf dem Laufenden zu halten, andererseits sei ihr der Gedanke unerträglich, die Parallelwelt, welche sie sich in mühevoller Kleinarbeit aufgebaut habe, aufzugeben. Allein der Gedanke daran, nur ein paar ihrer Profile zu löschen, löse bei ihr nicht nur Unbehagen aus, sondern sogar Gefühle der Panik. Da sich die Patientin insbesondere im letzten halben Jahr durchweg getrieben erlebt habe, unter starker innerer Unruhe leide, sich erschöpft und ausgelaugt fühle und über ihre Situation nur noch verzweifelt sei, habe sie sich vor einigen Wochen in einer psychiatrischen Praxis vorgestellt. Erst nach mehreren Terminen habe sie den Mut aufbringen können, der behandelnden Kollegin von den überbordenden Nutzungszeiten und den damit verbundenen Gedanken und Gefühlen zu berichten. Auch jetzt noch empfinde sie es als schwierig, sich diesbezüglich jemandem anzuvertrauen, da sie hierüber eine große Scham empfinde.

In dem vor Durchführung des Erstgesprächs ausgefüllten Fragebogen schilderte die Patientin folgende Probleme und Ziele für die Therapie:

Bitte schildern Sie in eigenen Worten, was Sie zu uns geführt hat (Probleme, Belastungen)

- Völlig verloren in virtuellen Netzwerken; ich weiß nicht mehr, wer ich bin oder warum ich das alles mache.

- Obwohl mir klar ist, dass mein Verhalten irrational ist, ich mir dadurch schade und mich dafür schäme, schaffe ich es nicht, mich davon loszureißen.
- Abscheu vor mir selbst bis hin zu Selbsthass.

Was möchten Sie erreichen (Ziele, Veränderungswünsche)?

- Zurück zu mehr Normalität, aber ich weiß nicht, wie das gehen soll.

Psychischer Befund

Die Patientin erschien zum Erstgespräch wach, voll orientiert, mnestisch intakt, mit affektiv deutlich eingeschränkter Eigenschwingung und Modulierbarkeit. Die Stimmung war dysphorsich, niedergeschlagen, der Antrieb gemindert. Sie erschien psychomotorisch verlangsamt, hatte einen inhaltlich adäquaten Stil. Es gab keinen Anhalt für Zwänge, Wahn oder produktiv-psychotisches Erleben. Anzeichen für eine vorliegende Ich-Störung waren insgesamt nicht gegeben, jedoch ergaben sich in der Anamnese Hinweise auf das Erleben von Derealisations- und Depersonalisationssymptome. Von früher aufgetretenen zeitweiligen suizidalen Gedanken konnte sich die Patientin glaubhaft distanzieren. In der Interaktion erschien sie zurückhaltend. In der Schilderung ihrer Schwierigkeiten präsentierte sie sich zögernd und vorsichtig abwartend. Testpsychologisch zeigten sich in AICA-S mit einem Punktwert von 18 deutliche Hinweise auf das Vorliegen einer Internetnutzungsstörung bzgl. der Nutzung von sozialen Medien. Diese konnte ebenso mittels Fremdrating (AICA-C) sowie klinischem Eindruck bestätigt werden. Mittels SCID-5-CV konnte darüber hinaus eine rezidivierende depressive Störung mit aktuell vorliegender mittelgradiger Episode diagnostiziert werden. Im SCID-5-PD ergaben sich Hinweise auf eine narzisstische Akzentuierung und die Patientin erfüllte zudem die Kriterien einer emotional-instabilen Persönlichkeitsstörung.

Biografische Bezüge und Suchtanamnese

Die Patientin ist ledig und lebt allein. Nach dem Abitur absolvierte sie eine Ausbildung als Versicherungskauffrau und ist beruflich in einer Versicherungsagentur angestellt. Vor fünf Jahren habe sie einen Aufenthalt in einer Akutpsychosomatik absolviert. Vorausgegangen sei dieser die Trennung von ihrem damaligen Lebenspartner und damit einhergehende depressive Dekompensation in deren Verlauf ausgeprägte Lebensüberdrussgedanken aufgetreten seien.

Schon in der Kindheit habe die Patientin eine lebhafte Fantasie gehabt und zu ausladenden »Was-Wäre-Wenn«-Gedankenspielen geneigt. Sie habe sich dann in eine andere Welt geträumt, in der sie selbst auch stets eine andere Person gewesen sei. Diese Gedankenspiele hätten sie in der Regel tagelang beschäftigt und auch als junge Erwachsene habe sie diese fortgeführt. Als die ersten Chatportale verfügbar wurden, sei die Patientin begeistert gewesen. Sie habe zu den ersten Usern verschiedener Chat- und Messengerdiensten gehört und schon früh habe sie ein großes Bedürfnis erlebt, mit möglichst vielen Usern in Kontakt zu treten. Ihrer Erinnerung nach waren schon damals die Nutzungszeiten hoch, jedoch habe sie zu diesem Zeitpunkt noch Begeisterung und Spaß in anderen Lebensbereichen gefunden. Erst mit der Zeit habe sie sich unmerklich aus diesen Lebensbereichen zurückgezogen; sie könne sich jedoch nicht erinnern, wann genau dieser Rückzug kritische Ausmaße angenommen habe.

Therapieverlauf

Die Patientin nahm insgesamt sechs Einzelsitzungen in der Ambulanz für Spielsucht in Anspruch. Während dieser Zeit versuchten wir eine tragfähige therapeutische Beziehung sowie eine stabile Veränderungsmotivation und Zielvorstellung für die Patientin herzustellen.

Aufgrund der starken Defensivität der Patientin sowie eines vorherrschenden Versorgungsanspruchs in der Therapie und einer Verantwortungsabgabe an uns (»Ich glaube zwar nicht, dass Therapie was bringt, aber vielleicht sagen Sie ja mal was Schlaues, sodass es Klick bei mir macht.«) war dies deutlich erschwert. Wir ließen uns zunächst ihre Faszination an der Social Media Nutzung schildern und validierten die hier gemachten durchaus auch positiven Erfahrungen im zwischenmenschlichen Austausch. Wir ermutigten sie zu beschreiben, mit welchen Ängsten die Löschung zumindest einiger der erstellten Profile verbunden sei, warum es so wichtig für sie sei, den Großteil der virtuellen Sozialkontakte beizubehalten und welche Gefahren sie dabei selbst für sich sehe. Hier erwies sich, dass die Patientin sehr tiefgreifende und rigide Überzeugungen verinnerlicht hatte, dass sie nur durch idealisierte Selbstpräsentation in sozialen Netzwerken von anderen Menschen wirklich akzeptiert werde, Sie ergänzte in diesem Zusammenhang, dass sie sich nicht vorstellen könnte, tiefe Freundschaften aufrechterhalten zu können, wenn sie »nur sie selbst« sein könne. Es gelang in den Sitzungen nicht, eine Distanz von der Nutzung sozialer Netzwerke zu etablieren. Die täglichen Nutzungszeiten konnten zwar reduziert werden, jedoch scheiterten die besprochenen Versuche zum Aufbau alternativer Aktivitäten oder der Wiederaufnahme früherer Beschäftigungen, obgleich sich die Patientin grundsätzlich motiviert zeigte. Auch die Wiederaufnahme früherer Sozialkontakte scheiterte an den großen Ängsten und Schamgefühlen der Patientin. Da im ambulanten Setting die erzielten Therapiefortschritte hinter den Erwartungen zurückblieben, gleichzeitig aber ein hoher Leidensdruck und eine grundsätzliche Bereitschaft zur Verhaltensänderung klar erkennbar waren, entschieden wir uns in Absprache mit der Patientin, eine stationäre Weiterbehandlung zu veranlassen.

8 Ausblick

Trotz wachsenden Interesses in Forschung und Bevölkerung am Thema Computerspiel- und Internetsucht sowie einer kontinuierlich steigenden Anzahl wissenschaftlicher Publikationen besteht nach wie vor ein deutlicher Mangel an klinischen Studien, welche die psychotherapeutischen Interventionen zu Internetsucht evidenzbasiert überprüfen und spezifische Wirkfaktoren identifizieren. Der Löwenanteil bisheriger klinischer Studien weist teils erhebliche Mängel auf (King et al. 2017), wie z. B.

- eine fehlende einheitliche Definition von Internetsucht und den zugrunde liegenden Diagnosekriterien,
- fehlende Randomisierung und Verblindung,
- inadäquate oder fehlende Vergleichsgruppen,
- zu geringe bzw. fehlende Angaben zur Stichprobengröße sowie
- unzureichende Beschreibung der Rekrutierungs- und Katamnesezeiträume, Stichprobenmerkmale und Effektstärken.

Die von Wölfling et al. (2019) veröffentlichte Studie STICA konnte zwar die o. g. Mängel ausgleichen, jedoch dürfen wir nicht vergessen, dass es sich hierbei lediglich um eine einzige Studie handelt. Demnach sollte in Zukunft ein stärkeres Augenmerk auf weitere randomisierte und kontrollierte Studien gerichtet werden. Das hier vorgestellte und evaluierte Programm kann in diesem Zusammenhang beispielsweise als Referenz-Behandlung (Therapy as Usual, TAU) genutzt werden.

Für die Zukunft unseres Therapieprogramms wünschen wir uns, dass es an möglichst vielen Therapieeinrichtungen angewandt wird. Schulungen zur Durchführung wurden in der Vergangenheit für verschiedene Zielgruppen angeboten und es ist vorgesehen, diese auch weiterhin anzubieten.

C Anhang

Zusatzmaterial zum Download

Die Zusatzmaterialien[1] können Sie unter folgendem Link herunterladen: https://dl.kohlhammer.de/978-3-17-037162-0

1 Wichtiger urheberrechtlicher Hinweis: Alle zusätzlichen Materialien, die im Download-Bereich zur Verfügung gestellt werden, sind urheberrechtlich geschützt. Ihre Verwendung ist nur zum persönlichen und nichtgewerblichen Gebrauch erlaubt. Jede Verwendung außerhalb der engen Grenzen des Urheberrechts ist ohne Zustimmung des Verlags unzulässig und strafbar. Das gilt insbesondere für Vervielfältigungen, Übersetzungen, Mikroverfilmungen und für die Einspeicherung und Verarbeitung in elektronischen Systemen.

Literatur

American Psychiatric Association (2000) Diagnostic and Statistic Manual of Mental Disorders, 4th edition, Text Revision (DSM IV-TR). Washington, D.C.: APA.

American Psychiatric Association (Hrsg.) (2013) Diagnostic and statistical manual of mental disorders. 5th ed. Arlington, USA: American Psychiatric Publishing.

Amichai-Hamburger Y, McKenna KYA (2006) The Contact Hypothesis Reconsidered: Interacting via the Internet. Journal of Computer-Mediated Communication 11(3): 825–843.

Anonyme Sexsüchtige (www.anonyme-sexsuechtige.de, Zugriff am 30. 03. 2012).

Batthyány D, Müller KW, Benker F, Wölfling K (2009) Computerspielverhalten: Klinische Merkmale von Abhängigkeit und Missbrauch bei Jugendlichen. Wiener klinische Wochenschrift 121(15–16): 502–509.

Beauducel A, Strobel A, Brocke B (2003) Psychometrische Eigenschaften und Normen einer deutschsprachigen Fassung der Sensation Seeking-Skalen, Form V. Diagnostica 49(2): 61–72.

Bergmann W, Hüther G (2006) Computersüchtig. Kinder im Sog der modernen Medien. Düsseldorf: Walter Verlag.

Beutel ME, Brähler E, Glaesmer H, Kuss DJ, Wölfling K, Müller KW (2011a) Regular and Problematic Leisure Time Internet Use in the Community: Results from a German Population-Based Survey. Cyberpsychology, Behavior and Social Networking 14(5): 291–296.

Beutel ME, Hoch C, Wölfling K, Müller KW (2011b) Klinische Merkmale der Computerspiel- und Internetsucht am Beispiel der Inanspruchnehmer einer Spielsuchtambulanz. Zeitschrift für Psychosomatische Medizin und Psychotherapie 57(1): 77–90.

Bischof A, Meyer C, Bischof G, Kastirke N, John U, Rumpf HJ (2013) Comorbid Axis I-disorders among subjects with pathological, problem, or at-risk gambling recruited from the general population in Germany: results of the PAGE study. Psychiatry Research 210: 1065–1070.

Borkenau P, Ostendorf F (1993) NEO-Fünf-Faktoren Inventar (NEO-FFI) nach Costa und McCrae. Göttingen: Hogrefe.

Brähler E, Scheer JW (1995) Der Gießener Beschwerdebogen. Göttingen: Hogrefe.

Brand M, Laier C, Young KS (2014) Internet addiction: coping styles, expectancies, and treatment implications. Frontiers in Psychology 5: 1–14.

Brand M, Young KS, Laier C, Wölfling K, Potenza MN (2016) Integrating psychological and neurobiological considerations regarding the development and maintenance of specific Internet-use disorders: An Interaction of Person-Affect-Cognition-Execution (I-PACE) model. Neuroscience & Biobehavioral Reviews 71: 252–266.

Brand M, Wegmann E, Stark R, Müller A, Wölfling K, Robbins T W, Potenza M N (2019) The Interaction of Person-Affect-Cognition-Execution (I-PACE) model for addictive behaviors: Update, generalization to addictive behaviors beyond internet-use disorders, and specification of the process character of addictive behaviors. Neuroscience & Biobehavioral Reviews 104: 1–10.

Brendel C, Hoffmann S, Dietz P, Simon P, Beutel ME, Wölfling K (2010) Körperliche Beeinträchtigungen durch Computerspielsucht. Poster vorgestellt auf dem Deutschen Suchtkongress vom 22. bis 25. September 2010 in Tübingen.

Burke BL, Dunn CW, Atkins DC, Phelps JS (2004) The emerging evidence base for motivational interviewing: A meta-analytic and qualitative inquiry. Journal of Cognitive Psychotherapy 18: 309–322.

Carli V, Durkee T, Wasserman D, Hadlaczky G, Despalins R, Kramarz E, Wasserman C, Sarchiapone M, Hoven CW, Brunner R, Kaess M (2012) The Association between Pathological Internet Use and Comorbid Psychopathology: A Systematic Review. Psychopathology 46(1): 1–13.

Chang FC, Chiu CH, Lee CM, Chen PH, Miao NF (2014) Predictors of the initiation and persistence of Internet addiction among adolescents in Taiwan. Addictive Behaviors 39(10): 1434–1440.

Cheng C, Li AYL (2014) Internet addiction prevalence and quality of (real) life: A meta-analysis of 31 nations across seven world regions. Cyberpsychology, Behavior, and Social Networking 17: 755–760.

Davis RA (2001) A cognitive-behavioral model of pathological Internet use. Computers in Human Behavior 17: 187–195.

Dreier M, Wölfling K, Duven E, Giralt S, Beutel ME, Müller KW (2017) Free-to-play: About addicted Whales, at risk Dolphins and healthy Minnows. Monetarization design and Internet Gaming Disorder. Addictive Behaviors 64: 328–333.

D'Zurilla TJ, Goldfried MR (1971) Problem solving and behavior modification. Journal of Abnormal Psychology 78(1): 107–126.

EIAA-Mediascope. World Stats – Usage and Population Statistics (www.internetworldstats.com/stats.htm, Zugriff am 09.11.2021).

Feierabend S, Rathgeb T, Theresa R (2020) JIM-Studie 2019. Jugend, Information, Medien. Stuttgart.

Floros G, Siomos K, Stogiannidou A, Giouzepas I, Garyfallos G (2014) Comorbidity of psychiatric disorders with Internet addiction in a clinical sample: The effect of personality, defense style and psychopathology. Addictive behaviors 39(12): 1839–1845.

Gentile DA, Choo H, Liau A, Sim T, Li D, Fung D, Khoo A (2011) Pathological video game use among youths: A two-year longitudinal study. Pediatrics 127: 318–330.

Gersons BPR, Carlier IVE, Olff M (2004) Manual brief eclectic psychotherapy (BEP) for posttraumatic stress disorder. Amsterdam: Academic Medical Centre.

Grawe K (1998) Psychologische Therapie. Göttingen: Hogrefe.

Griffiths M (2005) Video games and health. Brit Med J 331: 122–123.

Grüsser SM, Thalemann C (2006) Verhaltenssucht: Diagnostik, Therapie, Forschung. Bern: Huber.

Grüsser SM, Poppelreuther S, Heinz A, Albrecht U, Saß H (2007) Verhaltenssucht. Nervenarzt 78(9): 997–1002.

Ha JH, Yoo HJ, Cho IH, Chin B, Shin D, Kim JH (2006) Psychiatric comorbidity assessed in Korean Children and adolescents who screen positive for internet addiction. Journal of Clinical Psychiatry 67(5): 821–826.

Hazan C, Shaver P (1987) Romantic love conceptualized as an attachment process. Journal of Personality and Social Psychology 52: 511–524.

Hicks BM, Durbin CE, Blonigen DM, Iacono WG, McGue M (2011) Relationship between personality change and the onset and course of alcohol dependence in young adulthood. Addiction 107: 540–548.

Hinsch R, Pfingsten U (2007) Gruppentraining sozialer Kompetenzen (GSK). Grundlagen, Durchführung, Anwendungsbeispiele. Weinheim: PVU.

Jäger S, Müller KW, Ruckes C, Wittig T, Batra A, Musalek M, Mann K, Wölfling K, Beutel ME (2012) Effects of a manualized Short-term Treatment of Internet and Computer game Addiction (STICA): study protocol for a prospective randomised controlled multicentre trial. Trials 13(43) (doi:10.1186/1745-6215-13-43).

Jerusalem M, Schwarzer R (1992) Self-efficacy as a resource factor in stress appraisal processes. In: Schwarzer R (Hrsg.) Self-efficacy: Thought control of action. DC: Hemisphere. S. 195–213.

Johnston DW, Anastasiades P, Wood C (1990) The Relationship Between Cardiovascular Responses in the Laboratory and in the Field. Psychophysiology 27(1): 34–44.

Kaess M, Durkee T, Brunner R, Carli V, Parzer P, Wasserman C, Balint M (2014) Pathological Internet use among European adolescents: psychopathology and self-destructive behaviours. European Child & Adolescent Psychiatry 23(11): 1093–1102.

Kayiş AR, Satici SA, Yilmaz MF, Şimşek D, Ceyhan E, Bakioğlu F (2016) Big five-personality trait and internet addiction: A meta-analytic review. Computers in Human Behavior 63: 35–40.

Kelley KJ, Gruber EM (2012) Problematic Internet use and physical health. Journal of Behavioral Addictions 2: 108–112.

Kielholz P, Ladewig D (1973) Die Abhängigkeit von Drogen. München: Deutscher Taschenbuch Verlag.

King DL, Delfabbro PH, Griffiths MD, Gradisar M (2011) Assessing clinical trials of Internet addiction treatment: A systematic review and CONSORT evaluation. Clinical Psychology Review 31: 1110–1116.

King DL, Russell A, Gainsbury S, Delfabbro PH, Hing N (2016) The cost of virtual wins: An examination of gambling-related risks in youth who spend money on social casino games. Journal of Behavioral Addictions 5(3): 401–409.

King DL, Delfabbro PH, Wu AM, Doh YY, Kuss DJ, Pallesen S, Sakuma H (2017) Treatment of Internet gaming disorder: An international systematic review and CONSORT evaluation. Clinical Psychology Review 54: 123–133.

King DL, Chamberlain S, Carragher N, Billieux J, Stein D, Müller K, Potenza M, Rumpf H, Saunders J, Starcevic V, Demetrovics Z, Brand M, Lee HK, Spada M, Lindenberg K, Wu AMS, Lemenager T, Pallesen S, Achab S, Higuchi S, Kyrios M, Fineberg NA, Delfabbro PH (2020) Screening and assessment tools for gaming disorder: A comprehensive systematic review. Clinical Psychology Review 77: 101831. (doi.org/10.1016/j.cpr.2020.101831).

Ko CH, Yen JY, Chen SH, Wang PW, Chen CS, Yen CF (2014) Evaluation of the diagnostic criteria of Internet gaming disorder in the DSM-5 among young adults in Taiwan. Journal of Psychiatry Research 53: 103–110.

Ko CH, Yen JY, Yen CF, Chen CS, Chen CC (2012) The association between Internet addiction and psychiatric disorder: A review of the literature. European Psychiatry 27: 1–8.

Kraut R, Mukhopadhyay T, Szczypula J, Kiesler S, Scherlis B (2000) Information and Communication: Alternative Uses of the Internet in Households. Information Systems Research 10(4): 287–303.

Kraut R, Kiesler S, Boneva B, Cummings J, Helgeson V, Crawford A (2002) Internet Paradox Revisited. Journal of Social Issues 58(1): 49–74.

Küfner H, Bühringer G (1996) Alkoholismus. In: Hahlweg K, Ehlers A (Hrsg.) Psychische Störungen und ihre Behandlung. Enzyklopädie der Psychologie. Göttingen: Hogrefe.

Kuss DJ, Griffiths MD, Binder JF (2013) Internet addiction in students: Prevalence and risk factors. Computers in Human Behavior 29: 959–966.

Kuss DJ, Lopez-Fernandez O (2016) Internet addiction and problematic Internet use: A systematic review of clinical research. World Journal of Psychiatry 6(1): 143.

Kuss D, Dunn TJ, Wölfling K, Müller KW, Hedzelek M, Marcinkowski J (2017) Excessive Internet Use and Psychopathology: The Role of Coping. Clinical Neuropsychiatry: Journal of Treatment Evaluation 14: 73–81.

Ladouceur R, Lachance S, Fournier P (2009) Is control a viable goal in the treatment of pathological gambling? Behavior Research and Therapy 47: 189–497.

LaRose R (2001) On the Negative Effects of E-Commerce: A Sociocognitive Exploration of Unregulated On-line Buying. Journal of Computer-Mediated Communication 6(3): (https://doi.org/10.1111/j.1083-6101.2001.tb00120.x).

Lee YS, Han DH, Yang KC, Daniels MA, Na C, Kee BS, Renshaw PF (2008) Depression like characteristics of 5HTTLPR polymorphism and temperament in excessive internet users. Journal of Affective Disorders 109(1–2): 165–169.

Lesch K-P (2005) Alcohol dependence and gene x environment interaction in emotion regulation: is serotonin the link? European Journal of Pharmacology 526(1–3): 113–124.

Liebowitz MR (1987) Social Phobia. Modern Problems of Pharmacopsychiatry 22: 141–173.

Magidson JF, Roberts BW, Collado-Rodriguez A, Lejuez CW (2014) Theory-driven intervention for changing personality: Expectancy value theory, behavioral activation, and conscientiousness. Developmental Psychology 50: 1442–1450.

Malouff JM, Thorsteinsson EB, Schutte NS (2005) The relationship between the five-factor model of personality and symptoms of clinical disorders: a meta-analysis. Journal of Psychopathology and Behavioral Assessment 27: 101–104.

Mauri M, Cipresso P, Balgera A, Villamira M, Riva G (2011) Why is Facebook so successful? Psychophysiological measures describe a core flow state while using Facebook. Cyberpsychology, Behavior, and Social Networking 14: 723–731.

Melville KM, Casey LM, Kavanagh DJ (2007) Psychological treatment dropout among pathological gamblers. Clinical Psychology Review 27: 944–958.

Milani L, La Torre G, Fiore M, Grumi S, Gentile DA, Ferrante M, Di Blasio P (2018) Internet gaming addiction in adolescence: risk factors and maladjustment correlates. International Journal of Mental Health and Addiction, 16(4): 888–904.

Miller WR (2000) Motivational Enhancement Therapy: Description of Counseling Approach. In: Boren JJ, Onken LS, Carroll KM (Hrsg.) Approaches to Drug Abuse Counseling, US Department of Health and Human Services. NIH Publication No. 00–4151 edition.

Montag C, Reuter M (2017) Molecular genetics, personality, and Internet addiction revisited. Internet Addiction Springer. S. 141–160.

Müller A, Brand M, Claes L, Demetrovics Z, De Zwaan M, Fernández-Aranda F, Kyrios M (2019a). Buying-shopping disorder-Is there enough evidence to support its inclusion in ICD-11. CNS Spectrums 24(4): 374–379.

Müller KW, Beutel ME, Egloff B, Wölfling K (2014a) Investigating risk factors for Internet Gaming Disorder: A comparison of patients with addictive gaming, pathological gamblers and healthy controls regarding the Big Five personality traits. European Addiction Research 20(3): 129–136.

Müller KW, Beutel ME, Wölfling K (2014b) A contribution to the clinical characterization of Internet Addiction in a sample of treatment seekers: Validity of assessment, severity of psychopathology and type of co-morbidity. Comprehensive Psychiatry 55(4): 770–777.

Müller KW, Janikian M, Dreier M, Wölfling K, Beutel ME, Tzavara C, Richardson C, Tsitsika A (2015) Regular gaming behavior and Internet Gaming Disorder in European adolescents: Results from a cross-national representative survey of prevalence, predictors and psychopathological correlates. European Child and Adolescent Psychiatry 24(5): 565–574.

Müller KW, Dreier M, Wölfling K (2016a). Excessive and addictive use of the internet – prevalence, related contents, predictors, and psychological consequences. In: Reinecke L, Oliver MB (Hrsg.) The Roudledge Handbook of Media Use and Well-Being. New York: Routledge, Taylor and Francis Group. S. 223–236.

Müller KW, Dreier M, Duven E, Giralt S, Beutel ME, Wölfling K (2016b). A hidden type of Internet Addiction? Intense and addictive use of social networking sites in adolescents. Computers in Human Behavior 55: 172–177.

Müller KW, Wölfling K, Dickenhorst U, Beutel ME, Medenwaldt J, Koch A (2017a) Recovery, relapse, or else? Treatment-outcomes in Gambling Disorder from a multicenter follow-up study. European Psychiatry 43: 28–34.

Müller KW, Wölfling K, Beutel ME, Stark B, Quiring O, Aufenanger S, Schemer C, Weber M, Reinecke L (2018) Insights into aspects behind internet-related disorders in adolescents: The interplay of personality and symptoms of adjustment disorders. Journal of Adolescent Health 62(2): 234–240.

Müller KW, Beutel ME, Dreier M, Wölfling K (2019b) A clinical evaluation of the DSM-5 criteria for Internet Gaming Disorder and a pilot study on their applicability to further internet-related disorders. Journal of Behavioral Addictions 8(1): 16–24.

Müller KW, Wölfling K, Dreier M (2013) Risks of developing internet addictive behaviors: scope and extent of internet sites used. International Journal of Child and Adolescent Health 6(4): 399–409.

Müller KW, Glaesmer H, Brähler E, Wölfling K, Beutel ME (2014c) Internet addiction in the general population. Results from a German population-based survey. Behaviour and Information Technology 33(7): 757–766.

Müller KW, Koch A, Beutel ME, Dickenhorst U, Medenwaldt J, Wölfling K (2012) Komorbide Internetsucht unter Patienten der stationären Suchtrehabilitation: Eine explorative Erhebung zur klinischen Prävalenz. Psychiatrische Praxis 39(6): 286–292.

Müller KW, Dreier M, Duven E, Giralt S, Beutel ME, Wölfling K (2017b) Adding clinical validity to the statistical power of large-scale epidemiological surveys on internet addiction in adolescence: A combined approach to investigate psychopathology and development-specific personality traits associated with internet addiction. Journal of Clinical Psychiatry 78(3): 244–251.

Müller KW, Wölfling K (2017) Pathologischer Mediengebrauch und Internetsucht. Stuttgart: Kohlhammer.

Müller KW, Beutel ME, Wölfling K (2019c) Decreased occupational functioning and increased physical health complaints in treatment seekers with internet-related disorders – compared to patients with gambling disorder. European Addiction Research 25(5): 229–237.

Müller KW, Wölfling K, Brand M, Koch A, Scholz D, Nikisch G, Mader L, Dreier M, Scherer L (2019d) Internetbezogene Störungen bei weiblichen Betroffenen: Nosologische Besonderheiten und deren Effekte auf die Inanspruchnahme von Hilfen (IBSfemme). Abschlussbericht zum Projekt an das Bundesministerium für Gesundheit.

Neuner M, Raab G, Reisch LA (2005) Compulsive buying in maturing consumer societies: An empirical Re-inquiry. Journal of Economic Psychology 26(4): 509–522.

Olds J, Milner P (1954) Positive reinforcement produced by electrical stimulation of septal area and other regions of the rat brain. Journal of Comparative and Physiological Psychology 51: 320–324.

Pawlow IP (1927) Conditioned reflexes. London: University Press.

Peters C, Bodkin CD (2007) An exploratory investigation of problematic online auction behaviors: Experiences of eBay® users. Journal of Retailing and Consumer Services 14(1): 1–16.

Prochaska JO, DiClemente CC, Norcross JC (1992) In search of how people change: Applications to addictive behaviors. American Psychologist, 47(9): 1102–1114.

Rehbein F, Kliem S, Baier D, Mößle T, Petry NM (2015) Prevalence of internet gaming disorder in German adolescents: diagnostic contribution of the nine DSM-5 criteria in a state-wide representative sample. Addiction 110(5): 842–851.

Roberts BW, Luo J, Briley DA, Chow PI, Su R, Hill PL (2017) A systematic review of personality trait change through intervention. Psychological Bulletin 143: 117–141.

Robinson TE, Berridge KC (2003) Incentive-sensitization and drug wanting. Psychopharmacology 171(3): 352–353.

Robinson TE, Berridge KC (2008) The incentive sensitization theory of addiction: some current issues. Philosophical Transactions of the Royal Society B: Biological Sciences 363: 337–346.

Rösler M, Retz-Junginger P, Retz W, Stieglitz RD (2008) HASE-Homburger ADHSSkalen für Erwachsene. Göttingen: Hogrefe.

Rumpf HJ, Vermulst AA, Bischof A, Kastirke N, Gürtler D, Bischof G, Meerkerk GJ, John U, Meyer C (2013) Occurence of internet addiction in a general population sample: A latent class analysis. European Addiction Research 20: 59–66.

Rumpf H-J, Arnaud N, Batra A, Bischof A, Bischof G, Brand M, Gohlke A, Kaess M, Kiefer F, Lemenager T, Mann K, Mößle T, Müller A, Müller KW, Rehbein F, Thomasius R, Wartberg L, te Wildt B, Wölfling K, Wurst FM (2016) Memorandum internetbezogene Störungen der Deutschen Gesellschaft für Suchtforschung und Suchttherapie. Sucht 62(3): 167–172.

Rumpf HJ, Batra A, Bischof A, Hoch E, Lindenberg K, Mann K, Montag C, Müller A, Müller KW, Rehbein F, Stark R, te Wildt B, Thomasius R, Wölfling K, Brand M (2021) Vereinheitlichung der Bezeichnungen für Verhaltenssüchte. Sucht 67(4): 181–185.

S-Anon (www.sanon.de, Zugriff am 21.10.2012).

Scherer L, Mader L, Wölfling K, Beutel ME, Dieris-Hirche J, Müller KW (2021) Nicht diagnostizierte internetbezogene Störungen im psychotherapeutischen Versorgungssystem: Prävalenz und geschlechtsspezifische Besonderheiten. Psychiatrische Praxis 48(08): 423–429. (DOI 10.1055/a-1364-8396).

Schneider JP (2003) The impact of compulsive cybersex behaviours on the family. Sexual and Relationship Therapy 18(3): 329–354.

Schuhler P, Vogelgesang M, Petry J (2009) Pathologischer PC-/Internetgebrauch. Psychotherapeut 54(3): 187–192.

Serenko A, Turel O, Giles P (2009) Integrating Technology Addiction and Adoption: An Empirical Investigation of Online Auction Websites. Proceedings of the 15th Americas Conference on Information Systems (AMCIS). San Francisco, California.

STATISTA (2021) Statistiken zur Internetnutzung in Deutschland. (https://de.statista.com/themen/2033/internetnutzung-in-deutschland/#dossierKeyfigures, Zugriff am 01.12.2021).

Stetina BU, Kothgassner OD, Lehenbauer M, Kryspin-Exner I (2011) Beyond the fascination of online-games: Probing addictive behavior and depression in the world of online-gaming. Computers in Human Behavior 27: 473–479.

Suler J (2004) The Online Disinhibition Effect. CyberPsychology and Behavior 7(3): 321–326.

Thalemann R, Albrecht U, Thalemann CN, Grüsser SM (2004) Fragebogen zum Computerspielverhalten bei Kindern (CSVK): Entwicklung und psychometrische Kennwerte. Psychomed 16(4): 226–233.

Thorens G, Achab S, Billieux J, Khazaal Y, Khan R, Pivin E, Zullino D (2014) Characteristics and treatment response of self-identified problematic Internet users in a behavioral addiction outpatient clinic. Journal of Behavioral Addictions 3(1): 78–81.

Trepte S, Reinecke L, Juechems K (2012) The social side of gaming: How playing online computer games creates online and offline social support. Computers in Human Behavior 28(3): 832–839.

Trotzke P, Müller A, Brand M, Starcke K, Steins-Loeber S (2020) Buying despite negative consequences: Interaction of craving, implicit cognitive processes, and inhibitory control in the context of buying-shopping disorder. Addictive Behaviors 110: 106523. (https://doi.org/10.1016/j.addbeh.2020.106523).

Walther B, Morgenstern M, Hanewinkel R (2012) Co-occurrence of addictive behaviours: personality factors related to substance use, gambling and computer gaming. European Addiction Research 18: 167–174.

Wang CW, Ho RT, Chan CL, Tse S (2015) Exploring personality characteristics of Chinese adolescents with internet-related addictive behaviors: Trait differences for gaming addiction and social networking addiction. Addictive Behaviors 42: 32–35.

Wartberg L, Kriston L, Zieglmeier M, Lincoln T, Kammerl R (2018) A longitudinal study on psychosocial causes and consequences of Internet gaming disorder in adolescence. Psychological Medicine 1–8. (doi.org/10.1017/S003329171800082X).

Wartberg L, Kriston L, Thomasius R (2020) Internet gaming disorder and problematic social media use in a representative sample of German adolescents: Prevalence estimates, comorbid depressive symptoms and related psychosocial aspects. Computers in Human Behavior 103: 31–36.

Wessel T, Müller KW, Wölfling K (2009) Computerspielsucht. Erste Fallzahlen aus der Suchtkrankenhilfe. In: Deutsche Hauptstelle für Suchtfragen e. V. (Hrsg.) DHS Jahrbuch Sucht 2009. Geesthacht: Neuland. S. 153–158.

Wiers CE, Stelzel C, Gladwin TE, Park SQ, Pawelczack S, Gawron CK, Lindenmeyer J (2015) Effects of cognitive bias modification training on neural alcohol cue reactivity in alcohol dependence. American Journal of Psychiatry 172: 335–343.

Wölfling K, Beutel ME, Müller KW (2012) Construction of a standardized clinical interview to assess internet addiction: First findings regarding the usefulness of AICA-C. Journal of Addiction Research and Therapy, [Epub ahead of print] (doi:10.4172/2155-6105.S6-003).

Wölfling K, Müller KW (2009) Computerspielsucht. In: Batthyány D, Pritz A (Hrsg.) Rausch ohne Drogen – Substanzungebundene Süchte. Wien New York: Springer. S. 291–307.

Wölfling K, Beutel ME, Müller KW (2016) OSV-S – Skala zum Onlinesuchtverhalten. In: Geue K, Strauß B, Brähler E (Hrsg.) Diagnostische Verfahren in der Psychotherapie (Diagnostik für Klinik und Praxis). Göttingen: Hogrefe. S. 362–366.

Wölfling K, Müller KW, Dreier M, Ruckes C, Deuster O, Batra A, Mann K, Musalek M, Schuster A, Lemenager T, Hanke S, Beutel ME (2019) Efficacy of Short-term Treatment of Internet and Computer game Addiction (STICA): A multicenter randomized controlled trial. JAMA Psychiatry 76(10): 1018–1025.

Wölfling K, Duven E, Beutel ME, Müller KW (2020) Discounting delayed monetary rewards and decision making in behavioral addictions – a comparison between patients with

Gambling Disorder and Internet Gaming Disorder. Addictive Behaviors 198: 106446. (doi.org/10.1016/j.addbeh.2020.106446).

World Health Organization (WHO) (2019). The ICD-11 Classification of Mental and Behavioral Disorders: Diagnostic Criteria for Research. World Health Organization, Geneva, Switzerland.

Young KS (1998) Internet addiction: The emergence of a new clinical disorder. CyberPsychology and Behavior, 1(3): 237–244.

Stichwortverzeichnis

I

K

L

M

N

O

P

R

S

T

U

V

W

Z